Peter Rudolph

OP- und Reha-Tagebuch

Sie lassen beide Hüften gleichzeitig machen? Sind Sie verrückt?

Mit meinen Erlebnissen und Erfahrungen möchte ich Patienten mit einer Hüftprothesenoperation eine Hilfestellung geben, ein wenig Mut machen und natürlich „Insidertips" für Hilfsmittel verraten.

Peter Rudolph

OP- und Reha-Tagebuch

Sie lassen beide Hüften gleichzeitig machen? Sind Sie verrückt?

Mit meinen Erlebnissen und Erfahrungen möchte ich Patienten mit einer Hüftprothesenoperation eine Hilfestellung geben, ein wenig Mut machen und natürlich „Insidertips" für Hilfsmittel verraten.

Rediroma-Verlag

Bibliografische Information der Deutschen Nationalbibliothek:
Die Deutsche Nationalbibliothek verzeichnet diese Publikation in der Deutschen Nationalbibliografie; detaillierte bibliografische Daten sind im Internet über http://portal.dnb.de abrufbar.

ISBN 978-3-96103-937-1

www.rediroma-verlag.de
12,95 Euro (D)

Mein ehemaliger Doktorand und heutiger Orthopäde (Dr. med. M. Reese, Chefarzt und Mitinhaber Klinik Gut in St. Moritz) hat mir die Hüft-OP wie folgt erklärt:

„Eine Hüft-OP ist wie ein Biss vom Säbelzahntiger und braucht Zeit zur Heilung.“

Ich wurde von dem Biest an einem Tag zweimal gebissen!

Inhalt

Zuerst ein Dankeschön!

Start Buchprojekt: 3. Oktober 2020

Meine OP war vor gut drei Wochen und der bisherige Verlauf übertrifft alle meine Erwartungen.

Deshalb geht mein Dank an das Team der Klinik für Orthopädie und Unfallchirurgie des Dietrich-Bonhoeffer-Klinikums in Altentreptow. Besonders natürlich an meinen genialen Operateur, den Chefarzt Dr. med. D. Ganzer.

Aber was nützt die beste Operation, wenn man danach nicht schnell und mit professioneller Hilfe fit wird.

Aktuell bin ich in der Dr. Ebel Fachklinik Moorbad Bad Doberan zur REHA. Ich bin mit großen Erwartungen an mich und die Klinik hier angereist. Große Erwartungen sind in der Regel ein Fehler, da diese nur selten erfüllt werden und man schnell enttäuscht ist. Hier nicht! Ich bin in der Klinik die erste „Doppelhüfte" und das gesamte Team von Schwestern, Physiotherapeuten, Ergotherapeuten sowie Ärzten ist hervorragend auf meine besonderen Bedürfnisse eingegangen. Der Chefarzt Dr. med. S. Vick hatte immer ein offenes Ohr für meine Wünsche und konnte sie mit seinem engagierten Team zu meiner vollsten Zufriedenheit umsetzen.

Aber was nutzt allein ein gut funktionierender Körper, auch Kopf und Seele sind für die Genesung wichtig!

Dafür war meine Frau die letzten drei Wochen zuständig. Und für die herrliche Rückenwäsche mit dem Waschlappen! Ich weiß, warum ich sie liebe!

Nicht zu vergessen der Zuspruch und die Genesungswünsche von ganz vielen lieben Menschen!

In dieser Kombination muss die Heilung und Rehabilitation einfach positiv verlaufen!

TOI TOI TOI und dreimal auf Holz geklopft.

Wer bin ich?

Mein Name ist Peter Rudolph. Aber in der Reha sagen alle du ... Also gern Peter. Ich bin Jahrgang 1968, wer nicht so schnell rechnen kann, also gute 52 Jahre alt.

Ich bin in einem kleinen Dorf in Sachsen an der Elbe aufgewachsen. Habe schon als Kind und Jugendlicher verschiedene Sportarten ausprobiert und auch mit mehr oder wenig Erfolg betrieben. Tischtennis, Judo, Paddeln und Tennis waren meine Lieblingssportarten. Nach dem Abitur habe ich eine Ausbildung zum Facharbeiter für Krankenpflege (gab es nur in der DDR) absolviert und bin anschließend zum Medizinstudium an die Universität Greifswald gegangen. Nach dem Studium war ich für meine weitere Facharztrichtung relativ offen. Ich habe allerdings für mich die Fachrichtungen Gynäkologie, Augenheilkunde und Kindermedizin ausgeschlossen. Der Rest war mir so ziemlich egal. Seinerzeit hatten wir keinen Ärztemangel und man musste schauen, dass man, bevorzugt an einer Universität, eine Stelle findet. Da ich mein Studium mit sehr guten Noten abgeschlossen hatte, wurde mir ein Erasmus-Stipendium angeboten und es war gerade ein Platz an der Unfallchirurgie in der Universität Paris Süd frei.

Also bin ich für ein Jahr nach Paris gegangen. Allein über dieses Jahr hätte ich mal ein Buch schreiben sollen. Dort habe ich festgestellt, dass die Medizinausbildung in Deutschland sehr theoretisch ist. Meine gleichaltrigen französischen Kollegen waren wesentlich geschickter bei der Assistenz bei Operationen beziehungsweise selbstständig bei Wundversorgungen. Was habe ich gezittert, als ich meinen ersten Patienten im Nachtdienst alleine mit Schnittverletzungen im Gesicht versorgen und wieder zusammennähen musste. Auch durfte ich bei circa zehn Hüft-Endoprothesenoperationen assistieren. Vor 25 Jahren waren dies große und blutreiche Eingriffe. Ich habe mich mehr als Metzger denn als Arzt gefühlt und häufig sah ich nach diesen vier bis fünfstündigen Operationen auch so aus.

Neben diesen umfangreichen medizinischen Erfahrungen ist mir besonders das Essen in der Mensa für das Personal in Erinnerung geblieben. Als Student war immer die Zeit und das Geld für gutes Essen knapp. In Frankreich wurde sich für die Mahlzeiten ausreichend Zeit genommen und ganz selbstverständlich konnte das Personal aus einem Weinangebot von Weiß über Rosé hin zu Rotwein wählen und es blieb häufig nicht nur bei einem Schoppen. In deutschen Kliniken unvorstellbar!

Die Zeit verging wie im Flug und plötzlich war ich wieder an meiner Heimatuniversität mit einem Angebot für eine Assistentenstelle in der HNO zurück. Allerdings konnte ich diese Stelle erst in sechs Monaten antreten. Was also tun in diesem halben Jahr? Natürlich die Zeit nutzen und die Doktorarbeit schreiben.

Damals haben die Professoren ihre zu vergebenden Themen nicht im Internet veröffentlicht, sondern ganz klassisch am schwarzen Brett. Am Tag, als ich vor diesem besagten Brett stand, kam ein Angebot aus der Genetik. An meine Genetik-Vorlesungen hatte ich leider nicht die besten Erinnerungen, die Professorin war, charmant formuliert, ein etwas schwieriger Mensch. Und, klein und am Rande, kam noch ein Angebot aus dem Institut für Hygiene und Umweltmedizin. An diese Vorlesungen hatte ich gar keine Erinnerungen, da ich niemals eine besucht hatte! Sie fanden in der Regel immer um 7:30 Uhr statt und das entsprach nicht meinem studentischen Biorhythmus. Also bin ich zu besagtem Institut geradelt und hatte das große Glück, Professor Kramer, den Institutsdirektor, direkt sprechen zu können.

Die Chemie zwischen uns beiden hat von Anfang an gestimmt. Das Institut war in einer alten Villa am Stadtrand im Grünen gelegen. Das Thema der Doktorarbeit fand ich auch interessant und so stand dem nächsten halben Jahr nichts im Wege. Schon nach wenigen Wochen war meine Begeisterung für das Fachgebiet Hygiene und Umweltmedizin riesig. Nicht zuletzt durch das stetige Fördern und Fordern von meinem akademischen Ziehvater. Als nach einem Vierteljahr die Frage kam, ob ich nicht lieber eine Facharztausbildung am Institut machen wollte, habe ich sofort zugesagt und der HNO ohne Wehmut abgesagt. Durch diesen Zufall bin ich also Facharzt für Hygiene und Umweltmedizin geworden. Allerdings lag und liegt mein Schwerpunkt auf der Krankenhaushygiene. Ich liebe meinen Beruf.

Nach meiner Oberarztzeit an der Universität bin ich in die Wirtschaft gewechselt. Aktuell berate ich zahlreiche Krankenhäuser, Dialysen und Zentren für ambulantes Operieren in Gesamtdeutschland. Mir macht es einfach Freude immer neue Projekte anzugehen und dabei interessante Menschen kennenzulernen. Dienstlich schlafe ich circa 150 Nächte im Hotel. Als Krankenhaushygieniker muss man gern reisen oder nimmt eine Stelle als Chefarzt in einer großen Klinik an. Solche Angebote habe ich relativ oft, aber immer am gleichen Ort? Nach spätestens einem Jahr würde bei mir die schnöde grüne Langeweile drohen. Ich mag Veränderungen und neue Herausforderungen.

Und damit niemand denkt, naja, als Privatpatient kann man es sich gut gehen lassen! Stimmt nicht. Ich bin schon immer Kassenpatient und bisher damit gut gefahren. Sicher wird man als Arzt von den Kollegen ein wenig bevorzugt behandelt, aber in welcher Berufsgruppe ist das nicht der Fall?

Und damit ich es nicht vergesse, an dieser Stelle der Hinweis auf unbezahlte Werbung. Ich werde in meinem Erfahrungsbericht Produkte nennen, die mir sehr geholfen haben, beziehungsweise den Alltag erleichtern. Diese habe ich während meines Krankenhausaufenthaltes und in der Rehaklinik selbst recherchiert und gekauft. Ich habe von keiner Firma oder sonstigen Personen für die Nennung von Produkten Geld erhalten, noch erwarte ich welches dafür.

Ich habe vor circa zehn Jahren das Paretoprinzip für mich entdeckt. Nein, das ist keine Sekte und auch keine Diätform, sondern beschreibt vereinfacht ausgedrückt, dass man mit 20 % Aufwand ein 80-prozentiges Ergebnis erzielen kann. Oder, noch einfacher ausgedrückt, mit wenig Aufwand man die Schulnote gut erreichen kann. Um aber ein perfektes Ergebnis zu erreichen, muss man den Aufwand um 80 % steigern. Ich war immer ein Einser-Schüler. Das Studium mit „sehr gut“, Karriere mit 100 %

Einsatz. Das ist Stress und es bleibt einiges auf der Strecke. Auch dieses Buch schreibe ich nach diesem Prinzip. Ich habe dieses Projekt am Samstag meiner zweiten Rehawoche gestartet und möchte es nach gut einer Woche abschließen. Deshalb habe ich nicht über Satzbau und geschliffene Wortwahl nachgedacht. Ich wollte mit wenig Aufwand eine Hilfestellung für Patienten mit Hüft-OP niederschreiben. Jetzt sind meine Erinnerungen noch frisch und lebensnah. Sicher haben sich auch einige Rechtschreib- und Grammatikfehler eingeschlichen, die aber hoffentlich noch vom Lektorat korrigiert werden. Und wenn nicht – Pareto! Ich möchte meine letzte Woche noch für ein ganz intensives Training nutzen und nicht wie diese Woche jeden Abend bis Mitternacht schreiben. Leider nehmen die aktuellen Corona-Zahlen wieder so bedenklich zu, dass nebenbei eine Video- oder Telefonkonferenz die andere jagt. Langeweile habe ich bisher nicht eine Minute gehabt. Nebenbei hat dieses Buch auch meinem Kopf gutgetan. Ich konnte noch einmal die ganze Geschichte für mich reflektieren und verarbeiten. Aus meiner Sicht ersetzt so eine Niederschrift einen Psychologen.

Warum dieses „Tagebuch"?

Ich kenne Krankenhäuser eigentlich nur aus dem Blick durch meine Hygienebrille. Vor zwölf Jahren hatte ich lediglich eine Kreuzband-OP nach einem Skiunfall. Diese natürlich auch beim Chefarzt Dr. Ganzer in Altentreptow. Die OP an einem Donnerstag verlief so komplikationslos, dass ich am Montag schon wieder im Büro war und nur eine ambulante Reha brauchte. Ich habe für diese Zeit nicht einmal einen Krankenschein eingereicht. Auch so kann man nicht vorhandene Überstunden abbummeln. Ich kann mich generell nicht daran erinnern, überhaupt einmal eine Krankschreibung benötigt zu haben.

Somit hatte ich das Vergnügen, als absoluter Neuling in die Räder der Medizin zu geraten. Natürlich habe ich vorher im Internet recherchiert und auch Bekannte befragt, was denn da so auf mich zukommen mag.

Vom Krankenhaus und auch der Rehaklinik gibt es Informationsschreiben, was zu beachten ist und was an Sachen benötigt wird. Diverse Checklisten im Internet ergänzen noch das Chaos.

Frei nach dem Motto: Frag zwei Leute und du hörst drei Meinungen. In den letzten drei Wochen habe ich am eigenen Leib erfahren, dass mit einer perfekten Vorbereitung vieles einfacher gewesen wäre.

Auch möchte ich als „Doppelhüfte" anderen Patienten die sich „nur eine" Hüfte operieren lassen, die Angst nehmen und eine Hilfestellung für eine erfolgreiche Rehabilitation geben. In meiner Doppelrolle als Arzt und Patient habe ich vielleicht auf einige Sachen einen anderen Blick und auf der anderen Seite achten meine Mitpatienten auf mich besonders. Mit meiner „Doppelhüfte“ bin ich ein absoluter Exot. Hier in der Rehaklinik bin ich auf alle Fälle der Erste! Es gab schon einmal ein „Doppelknie“.

In Gespräche mit den Therapeuten und Patienten fallen schon manchmal die Worte Wunder oder Held.

Aus meiner Sicht ist es aber weder ein Wunder noch Heldentum meinerseits, sondern eine Kombination aus perfekter Operationstechnik und REHA sowie einem hochmotivierten, manchmal vielleicht auch etwas übermotivierten Patienten.

Ich habe im Krankenhaus und der Reha viele Fotos gemacht. Für mich eine Erinnerungshilfe und für sie vielleicht etwas plastischer als nur Text. Hilfsmittel werde ich im Text **fett** markieren und im Anhang mit einer entsprechenden Beschreibung in Tabellenform aufführen.

Gerne lasse ich euch an meinen Erfahrungen teilhaben, in der Hoffnung dass ihr ebenso schnell wieder fit werdet wie ich!

Krankengeschichte

Wie bereits erwähnt, kenne ich Krankenhäuser bis auf meine Kreuzband-OP nur durch meinen Beruf.

Ich war und bin ein kerngesunder Mensch, bis auf kleine Wehwehchen mal hin und wieder, die aber bisher keinen Arztbesuch erforderlich gemacht haben. Kein Arzt geht gern zum Arzt! Wenn ich irgendwo auf einem Formular meinen Hausarzt eintragen muss, dann schreibe ich meine eigene Adresse auf.

Sport hat mit Schwankungen immer zu meinem Leben gehört. In der Jugend habe ich über viele Jahre aktiv Tennis gespielt.

Durch Zeitmangel im Beruf war es häufig der Fitnessraum und Pool im Hotel. In der Midlifecrisis um die 40 musste es auch mal ein IRONMAN mit zweijährigem Intensivtraining und einige Marathons sein.

Mein liebstes Hobby ist allerdings seit gut 15 Jahren Golf. Ganz dicht gefolgt von gutem Essen! So habe ich eigentlich schon immer mit dem Übergewicht einen harten Kampf ausgefochten und bisher nicht gewonnen. Ein Lieblingsspruch von mir war: Ein guter Krieger weiß, wenn der Kampf verloren ist! So sind in den letzten Jahren durch die Schlemmerei und weniger Sport einfach 30 kg zu viel auf die Rippen gekommen. Nette Zeitgenossen bezeichnen mich als gut gebaut. Im Entlassungsbericht vom Krankenhaus steht: Adipositas!

Seit gut fünf Jahren macht sich bei mir der Rücken – so dachte ich bis vor einem Jahr – bemerkbar. Für mich waren das immer altersgerechte Gebrechen, zumal ich durch meinen Beruf im Jahr auf gute 70.000 km im Auto komme. Um schmerzfrei in das Auto ein- beziehungsweise auszusteigen oder auch von der Couch aufzustehen, habe ich spezielle Techniken entwickelt, ohne mir viel dabei zu denken. Die Schmerzen im Rückenbereich haben langsam zugenommen, waren aber immer tolerierbar. So ist es halt, wenn man älter wird, dachte ich!

Meine Frau hat hin und wieder Verspannungen im Bereich der Halswirbelsäule. Wenn es besonders schlimm ist, geht sie zu einem Orthopäden in Rostock, der durch sanftes „Rucksen" immer eine tolle Besserung erzielt hat. Sie kann direkt nach der Behandlung den Kopf wie eine Giraffe drehen. Also durfte meine Frau auch für mich einen Termin bei diesem Arzt mit den heilenden Händen machen. Meine Idee war ein kleiner Arschtritt und rütteln an der Wirbelsäule und ich gehe raus wie ein junger Bursche. Sie erinnern sich? Ärzte gehen nicht gern zum Arzt!

So war ich im Juni 2019 in der orthopädischen Praxis in Rostock, habe meine Rückenleiden geschildert und um schnelles „Rucksen" gebeten. Nix da! Ich musste auf die Liege für eine orthopädische Untersuchung. Für mich reine Zeitverschwendung!

Der nette Kollege hat angefangen, mein rechtes Bein in Knie und Hüfte zu beugen – Schmerz! Es folgte ein abspreizen nach außen – Schmerz! Das gleiche Spiel mit ähnlichem Ergebnis für das linke Bein.

Er sagte wörtlich: „Jung, du hast nicht Rücken, du brauchst zwei neue Hüften.“ Ich: „Quatsch, glaub ich nicht.“

Also eine Überweisung zum Röntgen und dies auch direkt angesteuert.

Und hier mein Hüftselfie vom letzten Jahr:

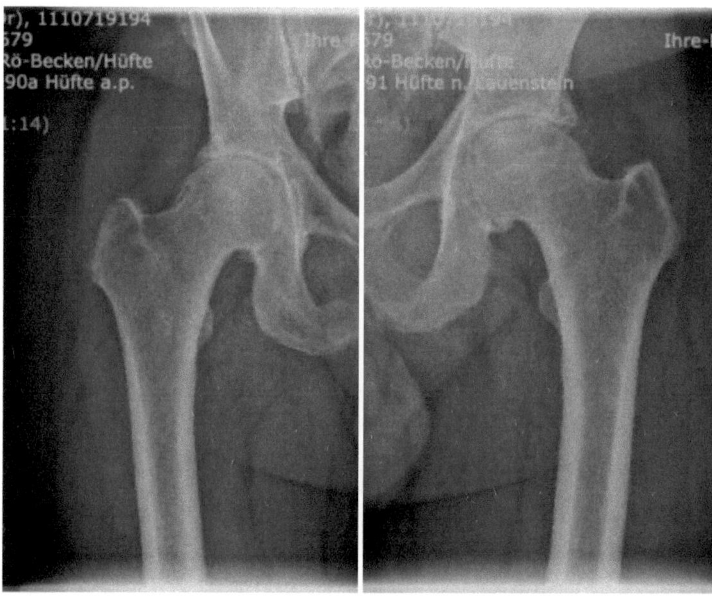

Selbst ein orthopädischer Laie wie ich erkennt: Hier stimmt etwas nicht! Etwas fehlt zwischen Hüftkopf und Pfanne. Der Gelenkknorpel!

Radiologiebefund:
Coxarthrose 4. Grades – oder, ins Deutsche übersetzt: Hier kratzt Knochen auf Knochen.

Als ich meiner Frau den Befund, Hüftarthrose 4. Grades, mitteilte, fragte sie, wie viele Grade es gibt.

Ich: „4 – hier hilft keine Physio mehr …"

Unter meinen Kunden sind einige ambulante Orthopäden und auch in den Kliniken, die ich berate, werden Hüft-Operationen durchgeführt. Ich habe mir nicht nur eine zweite Meinung eingeholt, sondern bin bei ungefähr acht Konsultationen gelandet. Überall die gleiche Meinung: Es muss operiert werden! Hoppla! An der Stelle musste selbst ich einmal tief durchatmen! Aber wenn ich etwas nicht selbst ändern kann, versuche ich immer das Beste daraus zu machen! Auch ein Credo von mir.

A

lso schnell mal Dr. Google fragen:

Anzahl Hüft-OPs nach Ländern

Veröffentlicht von Rainer Radtke, 03.12.2019

2017 wurden in Deutschland durchschnittlich 309 Implantationen künstlicher Hüftgelenke je 100.000 Einwohner durchgeführt. Die Bundesrepublik hat damit die höchste Rate derartiger Eingriffe weltweit. Der Durchschnitt aller OECD-Länder belief sich im selben Jahr auf 182 Operationen je 100.000 Einwohner.

Hüftersatz

Der Hüftersatz ist ein chirurgischer Eingriff, bei dem ein Teil oder das gesamte Hüftgelenk durch ein prothetisches Implantat ersetzt wird. Häufigste Ursache für einen derartigen Eingriff ist eine fortgeschrittene Koxarthrose – eine degenerative Erkrankung des Hüftgelenks, die zu schweren perma-

nenten Schmerzen führen kann. Die Aussichten einer Operation, die in der Regel stationär durchgeführt wird, sind meist günstig. Die Kosten variieren von Land zu Land und schwanken zwischen 40.000 (USA) bis 5.500 US-Dollar (Polen).

Standardprozedur künstliches Hüftgelenk

Die Implantation einer Endoprothese im Hüftgelenk ist eine der häufigsten Operationen in deutschen Krankenhäusern. Die Operationen erfolgen dabei vor allem an Patienten ab dem 40. Lebensjahr mit einer deutlichen Konzentration in der Altersgruppe der 75- bis 80-Jährigen. Da einer Implantation eines künstliches Hüftgelenks häufig altersbedingter Verschleiß der Knorpeloberfläche zu Grunde liegt, ist es wenig überraschend, dass die Zahl der Eingriffe im letzten Jahrzehnt rund 14 Prozent zugenommen hat. Angesichts der demographischen Entwicklung erwarten Gesundheitsexperten auch zukünftig einen weiteren Anstieg.[1]

Bingo! Ein Routineeingriff. Macht Quasi der Hausmeister. Die Hüfte ist der neue Blinddarm!

Aber da war ja noch etwas? Neben meinem Facharzt für Hygiene und Umweltmedizin habe ich noch die Zusatzqualifikation als ABS-Experte erworben. ABS steht nicht für Antiblockiersystem, sondern für Antibiotic StewardShip – in Deutsch Antibiotikaexperte.

Dort habe ich gelernt, dass es in Deutschland bei circa 2% der Operationen zu einer Infektion des künstlichen

[1] https://de.statista.com/statistik/daten/studie/182669/umfrage/hueftgelenksoperationen-in-ausgewaehlten-oecd-laendern/

Hüftgelenkes kommt. Für mich als Hobbystatistiker eine einfache Prognose: Bei zwei von 100 Operationen geht etwas schief! Der Lostopf ist ausreichend groß! Planung für die OP kann starten!

Wo lasse ich mich operieren? Wieder ein Rundruf bei meinen Kunden. Zwei Ärzte = 3 Meinungen.

Plötzlich ein Geistesblitz – Dr. Ganzer in Altentreptow. Wir kennen uns bereits seit unseren Oberarztzeiten an der Uni Greifswald. Haben einige gemeinsame Publikationen zum Thema Hygiene. Mein Kreuzband hat er super hinbekommen. Ein Orthopäde, der H Y G I E N E buchstabieren kann, weiß um das Infektionsrisiko.

Seit 2003 sind deutsche Krankenhäuser verpflichtet, Qualitätsberichte zu erstellen und zu veröffentlichen.

Also wieder ins Internet und den Qualitätsbericht von Altentreptow gesucht und gefunden.[2]

Diese Berichte sind nicht ganz leicht zu lesen. Nach meiner Analyse und Auswertung ist die Komplikationsrate in der Klinik in Altentreptow mehr als 50% unter dem Bundesdurchschnitt. Also deutlich unter 1%. Top! Meine Klinik!

Aufgabe: Termin mit Dirk Ganzer machen und fünf Wochen ab September 2020 und Januar 2021 im Kalender für die beiden Hüft-OPs blocken. Für das erste Halbjahr 2020 hatte ich schon zu viele Termine im Kalender.

---

[2] 2017 // Referenzbericht Dietrich-Bonhoeffer-Klinikum Standort Altentreptow //Lesbare Version der an die Annahmestelle übermittelten XML-Daten des strukturierten Qualitätsberichts nach § 136b Abs. 1 Satz 1 Nr. 3 SGB V über das Jahr 2017 // Übermittelt am: 12.12.2018 Automatisch erstellt am: 15.04.2019

Im November 2019 bin ich dann zum Vorgespräch nach Altentreptow gefahren. Zuvor hatte ich meine Hüftselfies via Online-Zugang an Dirk geschickt. Nach einem kleinen Schwatz – wir hatten uns längere Zeit nicht gesehen, waren meine Hüften das Thema.

Folgendes Angebot von Dirk (wir kennen uns wirklich gut!): „Peter, du hast wenig Zeit, ich kann dir auch beide Hüften auf einmal einsetzen!"

Ich glaube in diesem Moment ist mein Kinn heruntergeklappt. Über diese Option hatte ich in keiner Weise nachgedacht. Ich fand eine Hüfte in Erinnerung an meine Pariser Zeit schon heftig! Aber zwei mit einem Mal? Nö!

Also haben wir zwei OP-Termine – September 2020 und Januar 2021 – festgemacht.

Fortan hat mich aber der Gedanke an eine „einseitige Hüft-OP" – Medizinerdeutsch – nicht mehr losgelassen. Ich habe bisher keine Statistik gefunden, wie viele „Doppelhüften" jährlich in Deutschland operiert werden. Auch im Endoprothesenregister bin ich nicht fündig geworden. Allerdings bin ich im Ärzteblatt auf einen zwar älteren (2011), aber für mich hochinteressanten Artikel mit folgenden Kernaussagen gestoßen:[3]

Ergebnis: Beim Simultanersatz am Hüftgelenk werden bezüglich der Letalität und Morbidität keine Unterschiede im Vergleich zu einer einseitigen Operation gesehen. Die Rehabilitation ist einfacher beim Simultanersatz. Am Kniegelenk ist bei gering erhöhter Letalität (0,30 % zu 0,14 %) bezüglich der Morbidität ebenfalls kein Unterschied zu einer einseiti-

[3] Bilateraler endoprothetischer Ersatz am Hüft- oder Kniegelenk Bilateral Endoprosthetic Total Hip or Knee Arthroplasty Dtsch Arztebl Int 2011; 108(27): 463-8; DOI: 10.3238/arztebl.2011.0463 Pfeil, Joachim; Höhle, Philip; Rehbein, Philipp

gen Operation gegeben. Beim Simultanersatz besteht besonders am Kniegelenk ein erhöhter Fremdbluttransfusionsbedarf. Sowohl am Hüftgelenk als auch beim Kniegelenk ist die simultane Versorgung in einem operativen Eingriff vorteilhafter als ein zweizeitiger Gelenkersatz während eines stationären Aufenthaltes.

Schlussfolgerung: Beim Hüftgelenk ist der Simultanersatz für den Patienten – unabhängig vom Alter und der ASA-Einstufung (ASA, American Society of Anesthesiologists) – das sichere und für die Rehabilitation günstigere Verfahren. Da beim Kniegelenk ein erhöhtes Transfusions- und Letalitätsrisiko besteht, empfehlen die Autoren den Simultanersatz hier nur für Patienten mit der ASA-Einstufung 1 und 2. Die Kosten sind beim Simultanersatz geringer als die Summe zweier einzelner Operationen.

Dieser Logik konnte ich mich nicht entziehen, aber noch nicht für die Doppelhälfte entscheiden.

Es vergingen mehrere Wochen, wo ich für mich die Vor- und Nachteile bewertet habe. Im Mai habe ich für mich ganz pragmatisch den Entschluss zur Doppelhüfte gefasst. Eine Op. Einmal Reha. Mein Ding!

Dirk habe ich diesen Entschluss per WhatsApp mitgeteilt. Seine Antwort war sinngemäß: „Mache ich gern."

Rückfrage: Wieviel Doppelhüften machst du im Jahr? Antwort: Ungefähr 10 bis 12.

Termin für die Aufnahmeuntersuchung Ende August festgemacht.

Säbelzahntiger, ich komme!

OP-Vorbereitung

Mein Entschluss, mir nacheinander zwei neue Hüften einbauen zu lasse, nstand letztendlich im August 2019 fest. Also ein gutes Jahr Zeit bis zum Operationstermin.

Wenn der Mensch um seine Diagnose weiß, horcht er automatisch mehr in sich hinein. Ich bin normalerweise das Gegenteil eines Hypochonders, aber ab jetzt hatte ich Hüfte und nicht mehr Rücken.

Fortan habe ich die Schmerzen auch nicht mehr in den Rücken projiziert, sondern deutlich an der Hüfte gespürt. Längere Laufstrecken, bei mir war die Grenze bei circa 6 bis 7 km, haben mir doch zunehmend Probleme bereitet. Das habe ich ganz deutlich bei meinem liebsten Hobby, dem Golfspielen, zu spüren bekommen. Eine Golfrunde über 18 Loch sind in der Regel 10 bis 12 km. Dazu kommen noch 80 bis 100 Schläge, bei denen jedes Mal eine Hüftrotation erfolgt. Auch beim Abschlag konnte ich meinen Ball nicht mehr selbst auf das Tee (für Nichtgolfer quasi ein kleiner Holzstift, den man in den Rasen steckt) auflegen, dies hat meine Frau im letzten Jahr liebevoll für mich übernommen. Die Schmerzen auf 18 Loch waren zum Ende hin so stark, dass es keine Freude mehr bereitet hat. Also haben wir beschlossen, nur noch neun Loch zu spielen.

Als Bewegungsalternative war für mich Fahrradfahren immer eine Option. Aber versuchen Sie mal mit diesen verkorksten Hüften das Bein von hinten über den Sattel eines Herren-Fahrrades zu schwingen. Mein Aufsteigen kam immer mehr einer akrobatischen Übung gleich. Meine Frau konnte schon nicht mehr hinschauen. Und wie der Zufall so spielt, bekam ich in diesem Zeitraum von meiner Firma das Angebot für ein Jobrad. Schnell in Rostock einen Fahrradhändler gesucht, der auch Jobräder anbietet.

Hingefahren ... und es war Liebe auf den ersten Blick. Ein Elektro-Klapprad mit tiefem Einstieg. Sofort zugeschlagen und zwei geleast. Die Idee dahinter war, dass man diese beiden Klapp-Räder ohne großen Aufwand schnell im Kofferraum verstauen kann und wir bei unseren künftigen Ausflügen die Städte beziehungsweise Umgebung nicht per Pedes sondern mit diesen Fahrradern erkunden.

Das haben wir auch hervorragend getan. Ich bin in den letzten zwölf Monaten knapp 3000 km mit diesem Rad gefahren. Damit habe ich eine gute muskuläre Grundlage um den Bereich der Hüften geschaffen.

Ich bin mir sicher, dass dieses Training ein wichtiger Baustein für meine schnelle Genesung ist.

Da ich wusste, dass ich nach der Operation für circa 4 bis 6 Monate kein Golfspielen darf, haben wir durch ein perfektes Zeitmanagement noch gute 70 Runden in diesem Jahr gespielt – allerdings in der Mehrzahl der Fälle mit einer Schmerztablette vorab. Es sollte ja Freude machen. Glücklicherweise habe ich einen robusten Magen, sodass mir die Einnahme zahlreicher Schmerztabletten im letzten halben Jahr keine Beschwerden bereitet hat. Etwas übertrieben könnte ich sagen: Ibuprofen war mein Grundnahrungsmittel!

Ideal wäre natürlich auch noch eine Gewichtsreduktion gewesen. Aber in diesem Fall war ich zwar willig, aber konnte den Verlockungen besonders in der Grillzeit nicht widerstehen. Also doch mit Adipositas, aber gut trainierten Muskeln zur OP.

Vor der stationären Aufnahme habe ich noch eine gute Woche Urlaub gemacht. Golfspielen, Strand und einfach erholen. Aus meiner Sicht sehr sinnvoll, da eine stressige Zeit bevorsteht und man so weniger gestresst in das Krankenhaus geht.

Mittlerweile darf in Krankenhäusern vor der OP nicht mehr rasiert werden. Das birgt Verletzungsgefahr für die Haut und würde damit eine Eintrittspforte für Krankheitserreger bilden. Also werden nur noch die Haare mit einer Art elektrischer Haarschneidemaschine gekürzt. Da ich eine etwas stärkere Körperbehaarung habe, hat diesen Job meine Frau drei Tage vor OP erledigt. Dies nicht nur im OP-Gebiet sondern eine **Ganzkörperscherung**. Dies hat sich im Nachhinein als super Idee herausgestellt, da das Waschen sehr viel einfacher war. In der Klinik wurde nur im OP-Bereich etwas nachgearbeitet.

Check-in Krankenhaus

Donnerstag, 10. September 2019

In der Regel wird man in Deutschland bei geplanten Operationen am Vortag nach dem Mittagessen stationär aufgenommen. So auch bei mir. Meine Frau hat mich die knapp 100 km von Rostock mit dem Auto gebracht. Ich mag keine großen Abschiede, deshalb habe ich mich circa 100 m vor der Klinik aussetzen lassen.

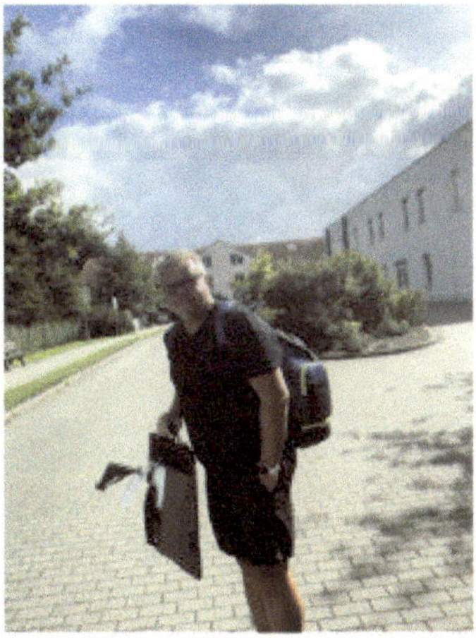

Man findet im Internet diverse Pack- und Checklisten für Sachen, die man im Krankenhaus benötigt. Mein Tipp: Weniger ist mehr! Ich habe mich bewusst für einen **Rucksack** entschieden, da ich nach dem Klinikaufenthalt direkt in die Reha durfte. Für die Reha sollte man die Klinik auf eigenen Füßen verlassen können und dafür ist es äußerst sinnvoll, die Hände für die Unterarm-Gehhilfen (ich nenne sie fortan liebevoll Krücken – weil es solche sind!) frei zu haben. Man muss natürlich in der glücklichen Lage sein, dass jemand die übrigen Sachen in die Reha bringt. Letztendlich findet man auch mit Koffer oder Reisetasche immer eine hilfreiche Hand. Allerdings ist der Stauraum im Krankenhaus sehr begrenzt. Den Rucksack bekommt man immer irgendwie reingequetscht und läuft nicht Gefahr, zu viel eingepackt zu haben. In der rechten Hand halte ich einen sogenannten **PacSafe**. Dabei handelt es sich quasi um einen Stoffbeutel mit Metallgewebeeinlage und Zahlenschloss, den man an Gegenständen „anketten" kann. Wozu, werden sich einige fragen, braucht man das Teil? Theoretisch kann jeder ein Krankenhaus betreten, vielleicht in den aktuellen Corona Zeiten nicht wirklich, aber eigentlich ist das Krankenhaus ein öffentlicher Bereich und die Türen vom Patientenzimmer werden nicht abgeschlossen. Da erscheint es mir sicher, wenn ich meine elektronischen Geräte und die Brieftasche in diesen Beutel am Bett sichern kann. Natürlich gibt es im Zimmer auch einen abschließbaren Schrank, aber wie soll man den als frisch Operierter erreichen? Und jedes Mal nach einer Schwester klingeln, steigert nicht den Beliebtheitsgrad!

Glück gehabt – ein Einzelzimmer! Das typische deutsche Krankenhauszimmer besticht nicht durch Charme und Schönheit, sondern durch Zweckmäßigkeit.

Hat man diverse elektronische Geräte mit entsprechenden Ladekabeln dabei, empfiehlt es sich, eine **Verteilersteckdose** einzustecken. Die kann man gut in Reichweite auf dem Nachttisch platzieren und so problemlos alle Geräte laden.

Folgende Sachen habe ich noch in meinen Nachttisch gepackt: **Ersatzbrille, Klebeband, mehrere Stifte, Pffeffis, Sekundenkleber, Flaschenöffner und ein Multifunktionstaschenmesser.**

Auch das Krankenhausbad besticht nicht durch Anmut, sondern durch Funktionalität und es ist kein Hotel, wo Kosmetik auf dem Waschtisch steht und frische Handtücher am Haken hängen. Um diese Dinge muss man sich selbst kümmern. Als Vielreisender habe ich eine komplett bestückte Waschtasche, die ich nur greifen und einpacken muss. Aber für das Krankenhaus fehlen dann doch einige Dinge. Was **Handtücher** anbelangt, sind kleine völlig ausreichend, da man nicht duschen kann. Diese können gern dunkel sein, da man nach der OP doch tagelang das braune Desinfektionsmittel abwischt. Ach so, auch eine **Seife**

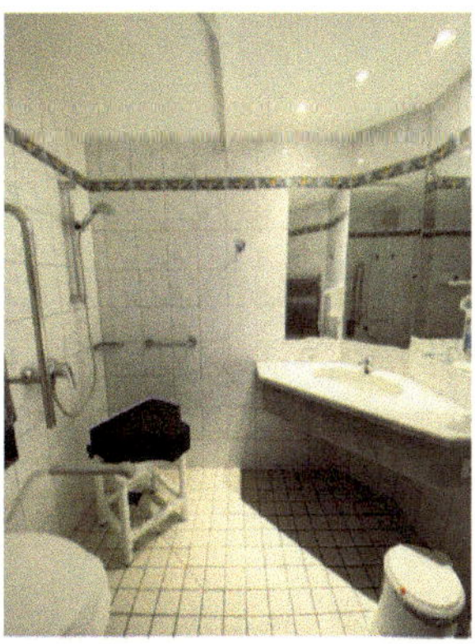

nicht vergessen. Für die folgenden Tage steht nur eine Katzenwäsche an, weshalb Waschlappen benötigt werden. Ich habe mir extra eine große Packung **Papierwaschlappen** gekauft, die man trefflich entsorgen kann. Stoffwaschlappen fangen irgendwann an zu müffeln und wann muss sie auch irgendwo sammeln. Keine gute Idee! Auch eine große Packung **dicke Feuchttücher** hat sich in den folgenden Tagen als sehr hilfreich erwiesen. Ich besitze auch keine **Zahnputzbecher,** da man das Wasser mit zwei gesunden Händen zum Mund führen kann. Wenn man aber auf dem Duschhocker sitzt und der Wasserhahn in armeslänge Entfernung ist, wird das zu einer echten Herausforderung. Also unbedingt einen Zahnputzbecher, gern auch einen sehr großen, mitnehmen, dieser erweist sich in den nächsten Tagen bei der Kopfwäsche als ideales Hilfsmittel.

Nachdem ich mich so häuslich eingerichtet hatte, habe ich noch einen kleinen Spaziergang an der frischen Luft gemacht – es dauert einige Tage, bis man wieder dieses Vergnügen hat. Das Abendbrot am Vortag einer OP ist sehr überschaubar. Bei mir war es eine Scheibe Brot mit einer Scheibe Wurst. Ist aber auch gut so, je weniger das Gedärm gefüllt ist, desto länger kann man den ersten Stuhlgang hinauszögern und so das Geschäft auf dem Schieber (Bettpfanne) umgehen. Als Nachtisch lagen noch zwei Zäpfchen zur Darmentleerung bereit. Mit einem Hüftschaden ist die Gelenkigkeit aber so eingeschränkt, dass das Selbsteinführen zu einer echten Herausforderung wird. Ich habe es mit akrobatischen Verrenkungen im Bad und in Seitenlage auf dem Bett versucht. Mit der Nummer könnte ich beim Cirque de Soleil auftreten. Aber die Dinger fanden nicht ihren Weg zum Bestimmungsort. Also die Klingel für die Schwester betätigt. Hier muss man keine falsche Scham haben. Ich habe während meiner Ausbildung zum Krankenpfleger nicht mitgezählt, wie viele Zäpfchen ich verabreicht habe – das ist Teil des Jobs. Nach erfolgreichem Stopfvorgang gab die Schwester noch den Hinweis: Nach Möglichkeit die Pobacken ganz lang zusammenpressen, damit möglichst viel herauskommt. „Sie wollen doch nicht auf den OP-Tisch machen." Da hat sie recht gehabt. Ich habe wirklich lange zusammengepresst ...

Und fast hätte ich es vergessen. Beim Gespräch mit dem Narkosearzt unbedingt eine Schlaftablette für die erste Nacht verordnen lassen. Man ist doch etwas aufgeregt und würde ohne nur schwer in den Schlaf finden. Genau für solche Situationen hat die Pharmaindustrie es erfunden. Ich habe sehr gut und das letzte Mal für die kommenden Wochen auf der Seite geschlafen.

Freitag – OP

Da der Chefarzt am Vormittag noch Sprechstunde hatte, war meine OP für 14:00 Uhr angesetzt. Also hieß es bis zur Mittagszeit die Zeit totschlagen. Aber mit liPad & Co war es für mich kein Problem. Auch bestand die Forderung, nüchtern zu bleiben. Man kann natürlich mit kleinen Schlucken Wasser den Mund feucht halten. Aber bitte nicht viel trinken, das könnte während der Narkose zu Erbrechen führen. Gute zwei Stunden vor der OP habe ich noch einmal lang und warm geduscht und mir das an Eleganz kaum zu übertreffende Flatterhemd übergestreift.

Kurze Zeit später saß ich schon mit Katzenbuckel vor dem Narkosearzt im Vorraum des Operationssaales.

Wir hatten uns auf eine Spinalanästhesie geeinigt. Viele haben Angst davor, aber aus meiner Erfahrung und dem Wissen um diese Narkosemöglichkeit würde ich sie jederzeit empfehlen. Bevor die dünne Nadel mit der Narkoseflüssigkeit in das „Rückenmark“ eingeführt wird, erfolgt eine Betäubung der Region mit einer noch kleineren Nadel. Das Ganze würde ich als unangenehm, aber nicht als schmerzhaft bezeichnen.

Bereits nach kurzer Zeit spürt man abwärts vom Bauchnabel nichts mehr. Diese Schmerzfreiheit wird auch von den Ärzten geprüft. Parallel wird auch über einen venösen Zugang ein leichtes Narkosemittel verabreicht. Damit fällt man in einen wunderbaren leichten Schlaf und wacht hinterher ohne Kopfschmerzen und Übelkeit auf. Ich habe von der Operation gar nichts mitbekommen und bin aus

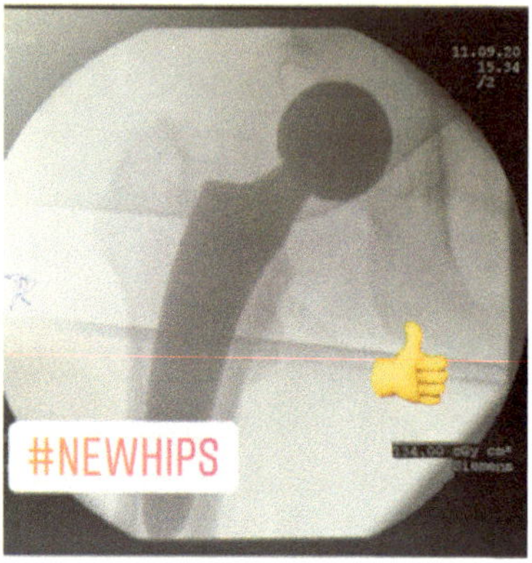

meinem Propofolrausch erst gegen 17:30 Uhr auf Wachstation aufgewacht und war relativ schnell munter. Als Belohnung gab es noch ein Röntgenbild einer Hüfte nach der Operation und eine Wurststulle. Dank ausreichender Schmerz- und Schlafmittel habe ich meine erste Nacht als Rückenschläfer gut überstanden. Ich bin eigentlich der geborene Seitenschläfer und habe bisher nicht wirklich auf dem Rücken geschlafen. Aber die Info, dass ein Schlaf auf der Seite die nächsten zwölf Wochen nicht möglich ist, hatte ich nicht verinnerlicht. Als Pragmat habe ich aber diese Tatsache einfach für mich angenommen. Was ich nicht ändern kann ...

Wochenende

Generell passiert in Krankenhäusern am Wochenende nicht allzu viel. Ich durfte mich allein im Bett waschen und die Zähne putzen. Nach der gestrigen Attacke vom Säbelzahntiger bereiteten diese einfachen Sachen schon eine gewisse Anstrengung. Gut, dass ich meine Papierwaschlappen hatte.

Im Laufe des Tages wurde ich von einer Physiotherapeutin ganz leicht mobilisiert, da für die Ableitung von Blut und Wundflüssigkeiten noch Drainagen (Plastikschläuche) in beiden Oberschenkeln waren. Das bedeutet, unter Mobilisation der letzten Kraftreserven die Beine aus dem Bett schwingen – wobei schwingen die Übertreibung des

Tages ist. Aber mit ein wenig Hilfe konnte ich an der Bettkante sitzen. Dann wurden die Leihkrücken gereicht und ich konnte das erste Mal aufstehen und ein paar kleine Schritte auf der Stelle machen. Diese Anstrengung würde ich mit meinem ersten Marathon vergleichen. Natürlich fand auch die übliche medizinische Routine wie Blutabnahme, Visite, Blutdruck messen und Temperaturkontrolle statt. Da alle Befunde bei mir während des Krankenhausaufenthaltes völlig unauffällig waren und der Heilungsverlauf problemlos verlief, werde ich nicht weiter darauf eingehen.

Der Sonntag verlief ähnlich unspektakulär. Wunderschön war, dass meine Frau mich an beiden Nachmittagen besucht und mir eine große Katzenwäsche verpasst hat. Das steigert ungemein das Wohlbefinden. Da ich ja hyperaktiv bin, musste ich mehr meine grüne Langeweile bekämpfen. Natürlich ist mittlerweile im Patientenzimmer ein Fernseher Standard. Aber beim aktuellen Fernsehprogramm muss man ein Freund der Wiederholung von der Wiederholung sein oder am besten gar nicht erst einschalten. Natürlich war ich mit meinem elektronischen Equipment (iPad, MacBook Pro und IPhone) bestens vorbereitet. Aber in Rückenlage hatte ich weder auf mein MacBook noch auf das iPad einen guten

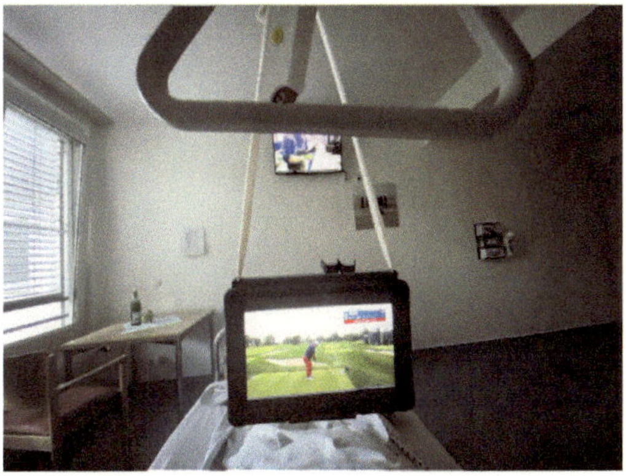

Blick. Besonders das iPad auf den Bauch gestellt unterlag den Atemschwankungen so sehr, dass ich erste Anzeichen von Seekrankheit entwickelt habe. Lösung? Betten in der Orthopädie haben in der Regel einen sogenannten Bettgalgen, an dem man sich hochziehen kann. An Sachen, an denen man sich hochziehen kann, kann man auch trefflich etwas anhängen. Nur fehlte mir eine entsprechende Hängevorrichtung. Ein etwas stärkerer Strick wäre jetzt gut gewesen. Auf Nachfrage habe ich von einer netten Schwester ein Stück elastische Binde bekommen. Diese habe ich verknotet und als Hängevorrichtung für mein iPad zweckentfremdet. Dank SkyGo hatte ich einen formidablen Golfnachmittag. Wenn ich schon nicht selbst spielen kann, ist das ein hervorragendes Training mit den Augen.

Bis zur Entlassung

Montagmorgen fand gleich die Chefvisite statt. Verbände und Wundheilung kontrolliert. Super Verlauf. Normgerechte Blutwerte. Drainagen können raus. Wenig später tauchte eine Schwester zum Ziehen der Drainage auf. Diese beiden Plastikschläuche wurden während der Operation in das Wundgebiet eingebracht und liegen circa 15 cm unter der Haut beziehungsweise zwischen den Muskeln. Ich habe mich innerlich auf eine Prozedur eingestellt, die an Folter erinnern dürfte. Entweder die Schwester hatte goldene Hände oder die Schläuche lagen so gut, dass das Herausziehen nur leicht unangenehm war. Hier muss man also auch keine übertriebenen Ängste haben.

Anschließend tauchte ein Mitarbeiter der Orthopädie-Technik auf, um Wünsche nach entsprechenden Hilfsmitteln aufzunehmen. Natürlich standen Krücken ganz oben auf der Liste. Aber was braucht man noch so fragte ich. Er empfahl noch eine Anziehhilfe für Socken. Ich habe so ein Teil schon im letzten halben Jahr genutzt, wenn ich alleine unterwegs war, da ich meine Füße schon nicht mehr erreichen konnte. Aber warum nicht ein zweites Teil auf Kassenkosten. Ich zahle ja schließlich seit Jahren den Maximalbetrag. Viel mehr kam leider nicht vom Mitarbeiter, was ich ziemlich schwach fand. Ich setzte noch auf meiner Wunschliste eine **Toilettensitzerhöhung** (diese war auf dem Klinik-WC und ich habe sie lieben gelernt – hat einfach etwas von Throngefühl und macht das Aufstehen deutlich leichter). Auch ein **Haltegriff mit Saugnäpfen** für meine Dusche zu Hause kann nicht schaden. Und natürlich, um die Reichweite zu erhöhen und Sachen vom Fußboden zu angeln, eine **Greifzange** – die ich künftig als **Kralle** bezeichnen werde. Die ganze Bürokratie mit Rezepten und Bestellung lief im Hintergrund problemlos ab.

Da stand meine Physiotherapeutin, die ich im weiteren Behandlungsverlauf sehr zu schätzen gelernt habe, in der Tür. Zeit für Gangschule. Aus meiner Sicht war ich ganz

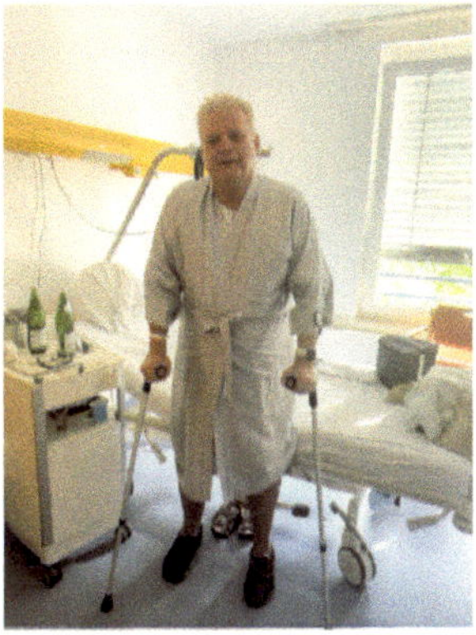

nett angezogen. Bequeme (Schlaf-)Boxershorts und T-Shirt. Freundliche Ermahnung, dass meine Boxershorts beim Schlendern über den Flur nicht erwünscht sind. Mühsam umhosen kam nicht in Frage. Das Krankenhaus hatte in der Mitbringliste einen Bademantel empfohlen. Ich habe keinen Bademantel! Bin doch kein Opa! Allerdings habe ich vor circa 15 Jahren im Mandarin Orientel Hotel in Bangkok einen eleganten **Seidenmorgenmantel** adoptiert (Ich hoffe auf Verjährung). Diesen hatte ich mit und konnte mir ihn ganz schnell überwerfen. So ein dünner Morgenmantel hat in dieser Phase aus meiner Sicht große Vorteile gegenüber eines schweren Bademantels aus Baumwolle. Leicht, einfach anzuziehen und sieht verdammt gut aus. So bin ich mit kleinen, wackeligen und unsicheren Schritten an der Seite der Physiotherapeutin über den Flur gestakst. Es ist schon erstaunlich, wie schwer plötzlich das normale Gehen fällt. Aber ich erinnerte mich an den Säbelzahntiger. Ich glaube, an diesem Tag haben wir sagenhafte 20 Meter geschafft. Dann kam von der Physiotherapeutin noch die Frage, weshalb ich mit diesen einfachen Standardkrücken unterwegs bin. Gibt es noch andere? Sie hat mir unbedingt zu **Krücken mit anatomischen Griffen** geraten. Ein sehr weiser und hilfreicher Rat. Natürlich gleich bei der Orthopädie-Technik Bescheid gesagt und bestellt. Ich konnte diese Teile am nächsten Tag das erste Mal benutzen. Und es ist vom Griff und Handling ein himmelweiter Unterschied. Sie liegen einfach deutlich besser in den Händen. Zuzahlung waren, glaube ich, nur fünf Euro. Da ich zarte Arzthände habe, trage ich beim **Radfahren immer Handschuhe**. Man hat einen guten Griff, etwas Polsterung und keine Schweißhände. Was für das Fahrrad gut ist, kann für die Krücken nicht schaden. Gleich auf die Wunschliste für meine Frau geschrieben und am nächsten Tag konnte ich sie schon anziehen. Ich habe mich damit einfach wohler gefühlt und trage sie jetzt auch in der Reha bei längeren Wegen.

Die weiteren Tage in der Klinik waren von ähnlichem Rhythmus. Die Laufstrecke hat ständig zugenommen. Die Physiotherapeutin hat viel am Gangbild korrigiert. Eine Empfehlung vom Krankenhaus war, Schuhe ohne Schnürsenkel mitzubringen. Ist auch ein wichtiger Tipp, da man relativ schnell selbstständig sich die Schuhe anziehen muss. Irgendwelche Schlappen oder Badelatschen werden bei der Gangschule nicht akzeptiert. Ich habe deshalb meine bequemsten und ausgelatschtesten Sneakers mitgenommen. Die sind so groß, dass ich unter normalen Bedingungen immer fast rausgerutscht bin. Durch die Operation und das viele Liegen wurden die Beine aber so dick, dass ich nur unter größten Anstrengungen in diese Schuhe gekommen bin. Meine Frau hat mir gleich meine alten **CROCS** mitgebracht. Wenn man die vorhandene Schlaufe nach hinten klappt, hat man einen sicheren Stand und Gang und dennoch viel Platz im Schuh. Diese wurden auch von der Physiotherapeutin akzeptiert. Also an dieser Stelle keine Experimente, sondern gleich die CROCS mitnehmen. Könnte man zur Not auch unter der Dusche tragen. Aber duschen ist erst in der Reha, wenn der Verband ab ist.

Täglich wird man von den Schwestern nach dem Grad der Schmerzen befragt – diese muss man auf einer Skala von 1-10 in Ruhe und in Bewegung bewerten. Eigentlich hatte ich geringe bis wenig Schmerzen. Aber ich finde in der ersten Woche nach OP darf man ein wenig schummeln. Das erhöht definitiv die Dosis an Schmerztabletten. Warum soll man unnötig leiden? In so kurzer Zeit entsteht keine Sucht. Ein großes Problem für mich war nach wie vor das Schlafen auf dem Rücken. Die Klinik in Altentreptow ist definitiv ein hervorragendes Krankenhaus, aber mein Bett war unter aller Sau. Das habe ich auch so in der Patientenbefragung mit Modellbezeichnung aufgeschrieben. Ich glaube in diesem Ding hat schon Albert Schweitzer geschlafen. Es war ein älteres Modell, ohne elektrische Verstellmöglichkeiten. Das Kopfteil konnte ich ohne Hilfe nicht aufrichten. Also für einen Stellungswechsel jedes Mal nach der Schwester klingeln. Nebenbei auch eine Verschwendung von Arbeitszeit. Die Matratze hatte ihre besten Jahre auch schon lange hinter sich. Nach spätestens einer halben Stunde konnte ich mit meinem Hinterteil das Metallgestell darunter in allen Details spüren. Wenn ich hätte nach hinten schauen können, ich glaube ich hätte Abdrücke wie von einem Gitterrost vorgefunden. Gott sei Dank haben die Schmerztabletten auch dieses Dilemma etwas gemindert. Ein Fakir in der Ausbildung auf dem Nagelbrett dürfte sich nicht anders fühlen. Mir ist es mehr oder weniger gelungen dieses Problem einfach auszublenden. Was ich nicht ändern kann ... Dies war aber auch mein einziger Kritikpunkt! Für alles andere gebe ich in Anlehnung an den Guide Michelin drei Sterne! Googeln Sie einmal, was diese drei Sterne bedeuten.

Da ich immer noch sehr viel Zeit im Bett verbracht habe, war ausreichend Zeit, ein wenig der Arbeit am Mac zu frönen und Recherchen im Internet für Hilfsmittel zu betreiben. Dabei bin ich auf interessante Tipps gestoßen. Nach ein paar Tagen bereitet es keine Freude mehr, sich jeden Morgen wie ein Kindergartenkind von der Schwester die Hose anziehen zu lassen. Lösung? **Hosenträger**! Die werden ganz normal an die Hose angeklippt. Dann wird diese wie ein Fischernetz vor die Füße geworfen (Ho-

senträger festhalten!), die Beine reingefummelt und man kann sie sich ganz leicht bis über die Knie ziehen. Hosenträger ab. Aufstehen und ganz hoch. Große Gruppe! Meine mittlerweile sechsmonatigen Erfahrungen mit der Sockenanziehhilfe waren auch nicht schlecht.
Durch Zufall bin ich auf eine **Kralle mit Zusatzfunktion** gestoßen. Sie hat an der Spitze einen kleinen Magneten,

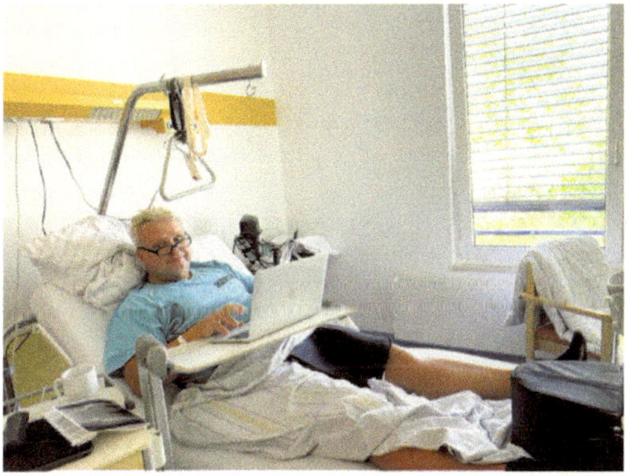

sodass man leicht metallische Gegenstände vom Boden angeln kann. Der Griff ist in Form eines Schuhanziehers gearbeitet. Damit kann man auf den empfohlenen extra langen Schuhanzieher verzichten. Dieses Teil habe ich richtig liebgewonnen. Aus meiner Sicht das Schweizer-Messer unter den Krallen.

Bei zunehmender Mobilität kommt das Problem hinzu, hin und wieder die Krücken abzustellen. Am Bett sind entsprechende Halterungen angebracht. Aber wenn man allein auf dem Flur ist und vielleicht das Telefon aus der Hosentasche fummeln muss – wohin mit der Krücke? Irgendwo anlehnen ist häufig mit einem Umfallen beschieden. Hier hatte meine Physiotherapeutin auch wieder einen super Tipp. Ihre Mutter war vor einiger Zeit selbst in der Reha gewesen und hatte das gleiche Problem. Sie hat durch Zufall in der Schweiz ein System gefunden, mit dem man die Krücken ganz leicht zum Dreibein macht und an jedem Ort abstellen kann. Natürlich habe ich sofort danach gesucht und auch gefunden:[4]

***AWERO A3X** hat das Problem der hinfallenden Gehstöcke genial einfach und einfach genial gelöst. Das System A3X aus Kunststoff ist federleicht (220 Gramm) und wird direkt am Stock fixiert.*

Mit dem A3X-Zubehör stehen die Gehstöcke auf jeder ebenen Fläche frei und rutschfest.

Sie lassen sich überall stabil anstellen, ob an der Wand oder an einem runden Tisch - immer griffbereit und kein Aufheben vom Boden mehr.

Das A3X bringt Sicherheit und Beweglichkeit beim Treppengehen - dank fest verbundenem Stockpaar bleibt eine Hand frei.

Nach der Beschreibung und Bilder im Internet aus meiner Sicht eine geniale Lösung. Kosten circa 60 Fr. Also sofort bestellen. Leider war die Bestellung nicht so leicht wie gedacht. Mehrere Anfragen bei der Firma und diversen Sanitätshäusern, die dieses System vertreiben, hatte zum Ergebnis, dass eine Lieferung nach Deutschland nicht möglich ist. Schweiz ist ja nicht EU und alles muss durch den Zoll. Problem! Nachdenken! Lösung! Mein lieber ehemaliger Doktorrand Martin – der mit dem Säbelzahntiger – lebt und arbeitet doch in der Schweiz. Kurz angefragt, ob ich ihn als Lieferadresse angeben kann und er mir das Teil anschließend per Paket nach Deutschland schickt. Natürlich kein Problem für ihn! Also online am 19.09. bestellt, bezahlt und an die Schweizer Adresse liefern lassen. Dort traf es am 24. September ein und wurde

[4] http://www.awero.ch/content/gehhilfe_a3x/index_ger.html

sofort an mich weitergeschickt. Freude! Dann hab ich das gute Stück ja innerhalb der nächsten Tage. Leider habe ich meine Rechnung ohne den deutschen Zoll gemacht. Nach Sendungsverfolgung ist das Paket zur Vorprüfung beim Zoll am 25.09. eingegangen – und erst am 5.10. weiter in die Post gegangen. Das sind knapp 14 Tage! Wie schön ist doch die grenzenlose EU. Heute hat meine DHL App gesagt, dass es morgen bei mir ist. Testbericht und Fotos gibt es im Reha-Teil.

Eigentlich war meine Entlassung genau eine Woche nach Operation für Freitag geplant. Irgendwie hatte ich aber am Mittwoch, also fünf Tage nach dem Säbelzahntiger, eine leichte Wochenbettdepression. Ich habe mich einfach nur kaputt gefühlt und auch so ausgesehen. Meiner Physiotherapeutin ist das nicht entgangen. Sie hat mir empfohlen, mit den Ärzten zu sprechen und meinen Aufenthalt bis Montag zu verlängern. Für die Reha muss man rehafähig, d.h. selbstständig sein! An diesem Mittwoch habe ich mich definitiv nicht rehafähig gefühlt! Mit einer Verlängerung bis Montag gab es keinerlei Probleme. Die liebe Sozialarbeiterin hat die Rehaklinik verständigt und meinen Transport für Montag organisiert. Diese vier Tage länger in der Klinik waren eine sehr gute Idee.

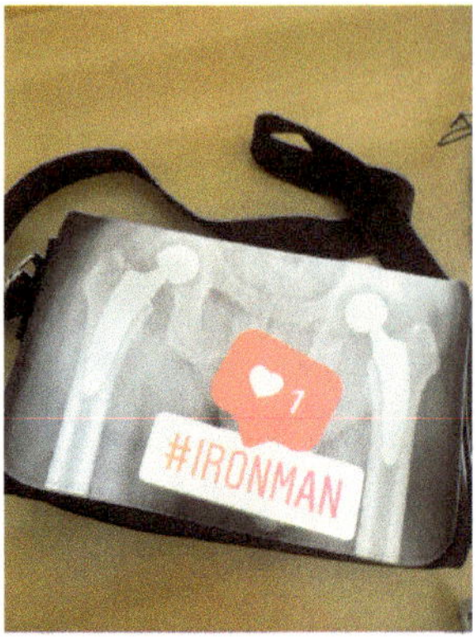

Am Donnerstag habe ich mich körperlich und geistig sehr viel wohler gefühlt. Die Laufwege wurden immer länger und weniger anstrengend. Am Freitag musste ich sagenhafte 300 m hin und zurück allein zum Röntgen laufen. Kein Problem für die Doppelhüfte! Am Wochenende konnte ich mit meiner Frau einen schönen Spaziergang durch die Krankenhausflure machen. Allein waschen im Bad war auch zur Routine geworden. Reha, ich komme!

Allerdings fehlte für mich mit zwei Krücken noch ein wichtiges Zubehör für die Reha. Man hat ja keine Hände frei und braucht für viele Sachen ein Transportmittel. Mir einen schnöden Jutebeutel um den Hals zu hängen, fand ich weniger elegant. Nach kurzer Recherche habe ich im Internet die Möglichkeit gefunden, eine **kleine Umhängetasche** mit einem eigenen Foto zu bedrucken. Nur welches Foto? In diesem Moment kam der Chefarzt, um mir meine Röntgenbilder zu zeigen. Nach seiner und meiner Sicht sah alles top aus. Gedankenblitz! Da ich der digitale Typ bin, habe ich Dirk gebeten, mir das Röntgenbild per Mail zu schicken. Jetzt konnte ich mir die Tasche designen. Damit konnte ich zwei Fliegen mit einer Klappe schlagen. Ich konnte mir ein Unikat umhängen und bei Bedarf den Ärzten und Physiotherapeuten gleich mein Röntgenbild zeigen. Ich mag meine Hüfttasche! Ein echter Louis RUDOLPH!

Montag hieß es Abschied nehmen. Mein Transport in die 150 km entfernte Rehaklinik in Bad Doberan war für das Zeitfenster 11 bis 13 Uhr angekündigt. Noch ein wenig Gangschule. Ganz liebe Verabschiedung durch die Ärzte der Klinik und den Chef. Eine Aufmerksamkeit für das Pflegeteam.

Dann wurde noch der vorläufige Entlassungsbericht übergeben – alles im Normalbereich! Rucksack packen und auf den Transport warten. Leider traf der Fahrer erst gegen 15:30 Uhr ein. Ein netter Kerl, der mir sogar den Rucksack bis zum Auto getragen hat. Auto? Da stand ein VW-Bus und ich vor einem Problem! Wer dieses Fahrzeug kennt, weiß, dass man erst zwei Stufen überwinden muss, um auf die Rückbank zu gelangen. Für mich eine gewaltige Herausforderung! Mit einem kleinen Hocker (sächsisch: Hitsche) und mehreren Anläufen bin ich unter Schmerzen, aber ohne meine Hüften zu überdrehen, irgendwie doch auf die Rückbank gelangt. Ich war platt! Und 150 km können sehr lang werden. Dadurch, dass ich die letzten Tage liegend oder laufend verbracht habe, hat mir das Sitzen bei der gut zweistündigen Fahrt schon erhebliche Schmerzen bereitet. Völlig kaputt war gegen 17:30 Uhr der Rehaklinik erreicht. Die Fahrt gehört definitiv nicht zu meinen schönsten Ferienerlebnissen!

Check-in Rehaklinik

Da war sie nun, die Reha Klinik, mein Zuhause für die nächsten drei Wochen. Noch vor zwei Jahren hätte ich Ihnen unterschrieben, dass ich nicht rehafähig bin. Gruppendynamik ist mir ein Fremdwort, genau wie Essen vom Buffet. Normalerweise mache ich Termine und gebe Zeiten vor! Hier soll es einen Therapieplan geben! Das Grauen kennt keine Gnade! Aber was ich nicht ändern kann ... Diese positive Einstellung hat mir schon in vielen Lebenslagen geholfen. Psychologen würden bei mir als Diagnose garantiert grenzwertiges Asperger-Syndrom aufschreiben! Ich bin anders als andere!

An der Rezeption gab es einen sehr herzlichen Empfang und die ersten Hinweise, was heute noch ansteht. Ein junger Krankenpfleger hat sich gleich um meinen Rucksack gekümmert. Bei Marriott Hotels habe ich den Titan Elite Status – werde aber nicht häufig so freundlich empfangen wie hier. Ich war positiv überrascht!

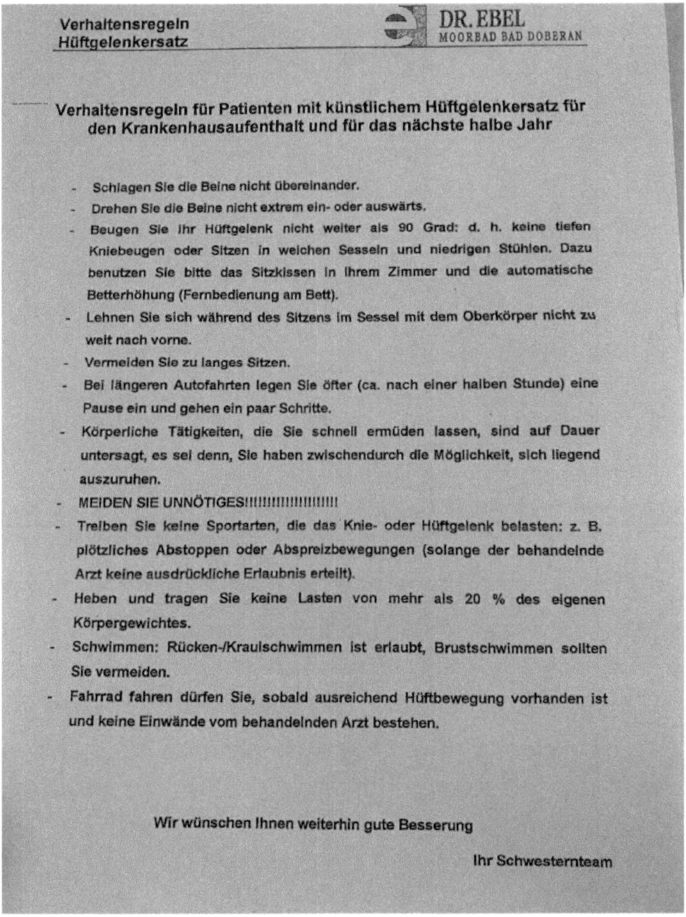

Verhaltensregeln
Hüftgelenkersatz

DR. EBEL
MOORBAD BAD DOBERAN

Verhaltensregeln für Patienten mit künstlichem Hüftgelenkersatz für den Krankenhausaufenthalt und für das nächste halbe Jahr

- Schlagen Sie die Beine nicht übereinander.
- Drehen Sie die Beine nicht extrem ein- oder auswärts.
- Beugen Sie Ihr Hüftgelenk nicht weiter als 90 Grad: d. h. keine tiefen Kniebeugen oder Sitzen in weichen Sesseln und niedrigen Stühlen. Dazu benutzen Sie bitte das Sitzkissen in Ihrem Zimmer und die automatische Betterhöhung (Fernbedienung am Bett).
- Lehnen Sie sich während des Sitzens im Sessel mit dem Oberkörper nicht zu weit nach vorne.
- Vermeiden Sie zu langes Sitzen.
- Bei längeren Autofahrten legen Sie öfter (ca. nach einer halben Stunde) eine Pause ein und gehen ein paar Schritte.
- Körperliche Tätigkeiten, die Sie schnell ermüden lassen, sind auf Dauer untersagt, es sei denn, Sie haben zwischendurch die Möglichkeit, sich liegend auszuruhen.
- MEIDEN SIE UNNÖTIGES!!!!!!!!!!!!!!!!!!!!!
- Treiben Sie keine Sportarten, die das Knie- oder Hüftgelenk belasten: z. B. plötzliches Abstoppen oder Abspreizbewegungen (solange der behandelnde Arzt keine ausdrückliche Erlaubnis erteilt).
- Heben und tragen Sie keine Lasten von mehr als 20 % des eigenen Körpergewichtes.
- Schwimmen: Rücken-/Kraulschwimmen ist erlaubt, Brustschwimmen sollten Sie vermeiden.
- Fahrrad fahren dürfen Sie, sobald ausreichend Hüftbewegung vorhanden ist und keine Einwände vom behandelnden Arzt bestehen.

Wir wünschen Ihnen weiterhin gute Besserung

Ihr Schwesternteam

Zuerst stand die Aufnahme durch eine Schwester an. Mich empfing eine Schwester mit einem schönen Thüringer Dialekt, reflexartig verfiel ich in mein sächsisch – wir verstanden uns sofort. Waage = XXX kg! Hoppla – hier musste etwas getan werden. Nein, nicht an der Waage, sondern an meiner Adipositas. Ich verordnete mir innerlich für die nächsten drei Wochen Reduktionskost. Blutdruckmessen und weitere Erklärung, so wie es wahrscheinlich bei jeder Aufnahme abläuft. Hinweis: **„Spezielle" Medikamente** besser selbst mitbringen, diese werden in der Reha nicht unbedingt vorgehalten und müssen teilweise bestellt werden. So ist man die ersten Tage mit seiner Medikation sicher.

Dann bekam ich noch einen Infozettel mit den zwölf Geboten für die Hüfte, die ich in den nächsten Tagen beachtet und verinnerlicht habe.

Das sechste Gebot sagt, keine längeren Autofahrten und wenn nötig alle 30 Minuten Pause. Mein Fahrer hat die Gebote nicht gelesen! Madonna Santa!

Das achte Gebot habe ich zu meinem Leitspruch für meinen Aufenthalt gemacht.

Meiden Sie Unnötiges!!!

Der Rest erscheint mir logisch und umsetzbar.

Zeit für das Dinner! Durch Corona wurden zwei Essenszeiten eingerichtet, sodass zwischen den beiden Durchgängen der Speisesaal gut gelüftet werden kann. Innerlich verteilte ich als Hygieniker ein Lobkärtchen! Dennoch strömten über 100 Mitpatienten zum Speisesaal. Ich fühlte mich wie ein Rehlein in der Büffelherde. Gott sei Dank wurde ich von keinem Rollator über den Haufen gefahren. Jetzt hieß es, auf eine Servicekraft zu warten, um an einen Tisch eingeteilt zu werden. Das ging relativ flott. Nur dass der Sitzplatz für mich als Doppelkrücke nicht geeignet war. Ich hätte mich zwischen Tisch und Fenster an einem Strauch vorbeischlängeln müssen. Provisorisch durfte ich an diesem Abend an der Stirnseite sitzen.

Theoretisch könnte man jetzt mit der Servicedame zum Büfett gehen und sich von ihr die gewünschten Sachen zum Tisch bringen lassen. Da ich mich selbst auf Reduktion gesetzt habe, schaute ich mir das Buffet gar nicht an und bestellte eine kleine Schüssel Salat mit etwas Dressing und zwei Scheiben Brot mit Wurst – Sorte egal. Genau diese Kombination aß ich seit knapp drei Wochen, ohne nachzudenken, jeden Abend. Ich war bis heute nicht einmal am großen Buffet vorbei gegangen. Aber natürlich warf ich einen Blick auf die Teller meiner Mitpatienten. Es gab diverse Salate, kalte und warme Gerichte. Wer hier über das Essen jammert, spinnt!

Schnell zurück auf das Zimmer, denn ich erwartete jeden Augenblick meine Frau mit zusätzlichen Kleidungsstücken und diversen Sachen.

Im Vergleich zum Krankenhaus bot das Reha-Zimmer deutlich mehr Komfort. Besonders mein elektrisch verstellbares Pflegebett habe ich schätzen gelernt. So konnte ich in den ersten Tagen als Rückenlieger problemlos einen Stellungswechsel vornehmen. Im Bad hingen sogar Handtücher, die regelmäßig gewechselt wurden. Für die Toilettenartikel

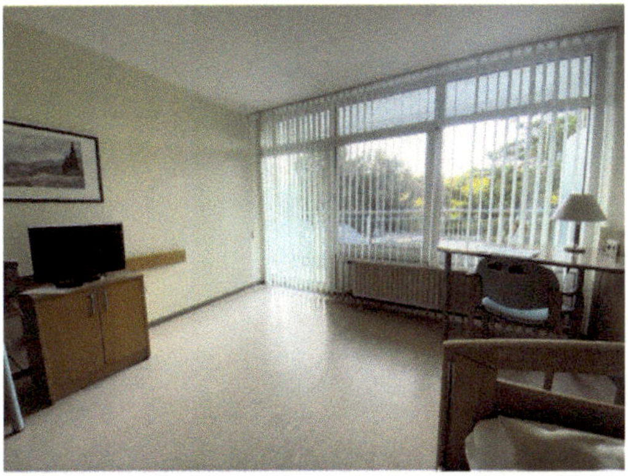

musste man natürlich selbst sorgen, aber die hatte ich ja schon im Krankenhaus komplettiert. Die Verlockung, einmal zu duschen, war natürlich groß, aber als Mann vom Fach weiß ich, dass erst nach 14 Tagen ein kompletter und sicherer Wundverschluss erfolgt ist. Also noch vier Tage Katzenwäsche, wenn alles weiter so super verläuft. Noch einen kurzen Besuch vom diensthabenden Arzt gehabt und ich bin selig auf dem Rücken eingeschlummert.

Reha Alltag – Mahlzeiten

Da ich mit meinen beiden Krücken am Buffet auf Hilfe angewiesen war, hatte ich mir überlegt, die Mahlzeiten so einfach als möglich zu gestalten, um das Projekt Gewichtsreduzierung in Angriff zu nehmen. Natürlich wurde hier auch Ernährungsberatung angeboten – darauf habe ich aber verzichtet, da ich weiß, wie man erfolgreich abnehmen kann. Es gibt unendlich viele Diäten, aber in meiner aktuellen Situation alles Quatsch. Das Essen hier war wirklich hervorragend, aber bei weitem nicht so gut, wie ich selbst koche. Ist ja auch ganz natürlich, wenn ich 300 Portionen kochen müsste, wäre das eine Katastrophe. Also konnte ich hier lieber auf einiges verzichten. Motto: Was man sich lustvoll angefressen hat, muss man unter Schmerzen verlieren. Mein normaler Grundumsatz dürfte bei ungefähr 2200 kcal liegen. Dann kommen noch einmal circa 800 kcal für Aktivitäten hinzu. Um ein Kilo Fett zu verbrennen, muss man 6000 kcal sparen. Also habe ich für mich eine tägliche Kalorienaufnahme von ungefähr 800 kcal festgelegt. Zum Frühstück eine kleine Schüssel Quarkspeise (200 kcal), das gibt etwas Energie und hält für den ganzen Vormittag vor. Mittags habe ich, ohne in den Speiseplan zu schauen, Reduktionskost angekreuzt. Diese bewegt sich ohne Dessert oder Obst immer um 400 kcal. Abends zwei Scheiben Brot und eine kleine Schüssel Salat (200 kcal). Macht also ein tägliches Energiedefizit von circa 2000 kcal, oder anders ausgedrückt ein Kilo Fett in drei Tagen. Mal sehen, was die Waage am Montag sagt. Nach einer Woche -3 und nach zwei Wochen -6. Perfekt! Projekt abnehmen lief sehr gut.

Mein Servierproblem hatte sich durch eine glückliche Fügung auch in Wohlgefallen aufgelöst. Ich wurde an einen Vierertisch platziert, der durch die halbe Belegung aber nur von mir und meinem Gegenüber belegt wird. Mein neuer Tischnachbar wurde Uwe. Uwe ist ein ganz lieber und hilfsbereiter Mensch und hat „Rücken". Rücken ist für die Doppelhüfte wie ein Lottogewinn, da er zwei gesunde Arme hat und laufen kann. Fortan hat mich Uwe umsorgt wie eine Mutti und mir meinen Quark und die Salate vom Buffet mitgebracht. Sonst hätte ich mich am Morgen für mein Schüsselchen Quark in die „Krückenschlange" einreihen müssen und das hätte eine Wartezeit von 10 bis 15 Minuten mit sich gebracht. Für die gesamte Zeit hochgerechnet ein halber Reha-Tag!

Abends gab es immer einen roten bis burgunderroten Früchtetee. Ähnliches hatte ich wahrscheinlich zum Abendessen letztmalig im Ferienlager getrunken. Am ersten Tag habe ich noch zu meiner Frau gesagt: „Bevor ich das Zeug trinke bin ich im Altersheim." Aber frei nach unseren Politikern, „was interessiert mich mein Geschwätz von gestern!", bin ich mittlerweile nach diesem Zeug fast süchtig. Vier Tassen sind Minimum und führen zu herrlichen Hitzewallungen.

Mineralwasser mit und ohne Sprudel kann man sich im Foyer aus Wasserspendern selbst abfüllen. Für diesen Zweck kann man für kleines Geld an der Rezeption eine Plastik-Trinkflasche kaufen. (#greta) Ich habe mir eine große **Edelstahl-Thermosflasche** mitbringen lassen. Darin bleibt der Sprudel schön kühl und süffig.

Ich bin ein echter Kaffee-Junkie. Allerdings führt das morgendliche Heißgetränk zu keinem Koffeinflash. Selbst nach fünf bis sechs Tassen habe ich noch immer Ruhepuls. Wahrscheinlich wird er nach diesem Geheimrezept zubereitet: Man nehme eine Kaffeebohne am Bindfaden und hänge diese in einen Eimer mit lauwarmem Wasser. Dieses Konzentrat kann dann die ganze Woche für die Kaffeezubereitung genutzt werden. Sorry, ich übertreibe! Man hat hier die Möglichkeit auf den Stationen in einer kleinen Küche heißes Wasser für **mitgebrachten Kaffee** aufzukochen. Aber ich mag keinen Instant-Kaffee oder gar die türkische Variante. Dann habe ich ganz schnell das „Rooftop"-Café in der sechsten Etage entdeckt. Neben dem fantastischen Ausblick bis nach Rostock und Heiligendamm inklusive Ostsee gibt es dort einen hervorragenden Espresso. Dort habe ich mich jeden Nachmittag nach den Anwendungen mit einem doppelten Espresso belohnt und mit den netten Café-Damen ein Schwätzchen gehalten. Gibt es das lebenswichtige Koffein halt erst am Nachmittag. Hauptsache, der Spiegel im Blut stimmt!

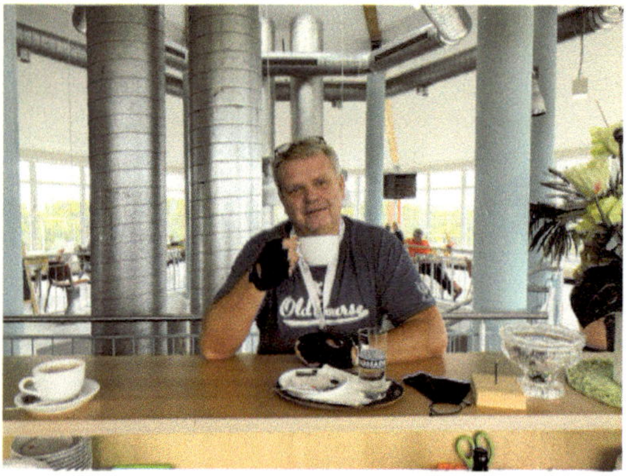

Reha Alltag – Therapiepläne

Durch meine späte Ankunft erfolgte die Aufnahme und Therapieplanung erst am Folgetag durch eine Vertretungsärztin, da meine Stationsärztin dienstfrei hatte. Ich hatte keine Ahnung, was an Therapien überhaupt im Angebot war. Ich war absoluter Reha-Neuling. Hab bei allen Worten freundlich genickt. Da wir hier in der Moorbad-Klinik sind, wurde mir auch eine Packung für die Schultern aufgeschrieben. Ein richtiges Moorbad war natürlich unmöglich, da meine Verbände noch nicht entfernt worden waren.

Am Vormittag stand als erstes für alle Neulinge ein Rundgang durch das Haus mit der Oberschwester an. Rundgang? Allein die Wege Zimmer – Speisesaal – Zimmer – Ärztin – Zimmer waren für mich noch an der Belastungsgrenze. Sie kennen sicher alle die Bilderserie „Affe–zu-Mensch-Entwicklung" – Ich hatte auch mal ein T-Shirt -damit. Vierfüßergang – Aufrechter Gang mit „Buckel" – Aufrechter Gang ... Mit meinen Krücken entsprach mein Gangbild eher einem gebeugten Vierfüßergang! Sorry, Oberschwester, aber hier habe ich das Hüftgebot Nummer 8 gezogen. Unnötiges vermeiden!

Sehr angenehm habe ich hier empfunden, dass alle Therapien für „nur" 30 Minuten angesetzt sind, die Zeit vergeht schnell und man fühlt sich nicht überlastet.

Gangschule / Alltagstraining / Hilfsmitteltraining

Schon war ich in der Gangschule, aber nicht allein. Mein Schulkamerad war ein netter älterer Herr, ich schätze ihn

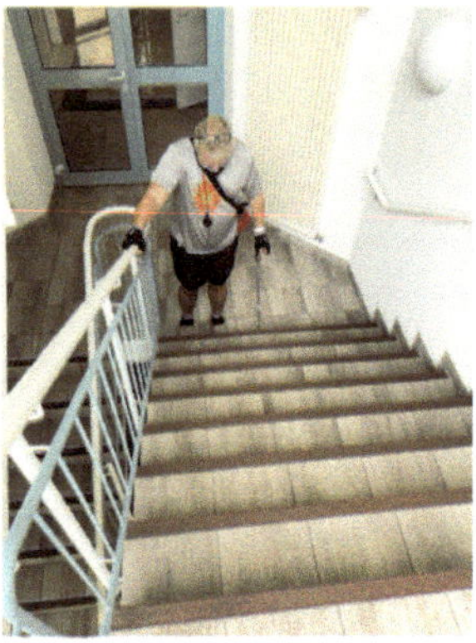

auf gute 80, der sich vor fünf Jahren die erste Hüfte und vor sechs Monaten die zweite Hüfte hatte machen lassen. Blöderweise war der Treffpunkt im ersten Untergeschoss. Nix Fahrstuhl, sondern Treppe! Ich stand vor der Eiger-Nordwand.

Aber nach ein paar Technik-Tipps und motivierenden Worten durch die lieben Physiotherapeuten habe ich die Treppe letztendlich besser und schmerzfreier als vor meiner Hüft OP erklommen. Geht doch. Anschließend durften wir noch eine Runde auf dem Rondell vor dem Haupteingang drehen. Ich habe versucht im Windschatten des älteren Herrn zu bleiben, er ist mir einfach weggelaufen. Da ich ein optischer Mensch bin, habe ich mich bei diesen Gehversuchen von der Physiotherapeutin mit meinem iPhone filmen lassen. Können Sie sich noch an die schwarz-weiße Verfilmung des Klöckners von Notre-Dame erinnern? Quasimodo sah eleganter aus! Aber ich war ja hier, um zu trainieren und mich ständig zu verbessern. Motto: Mit kleinen Schritten zum großen Ziel. Gangschule oder auch Einzeltraining hatte ich dreimal

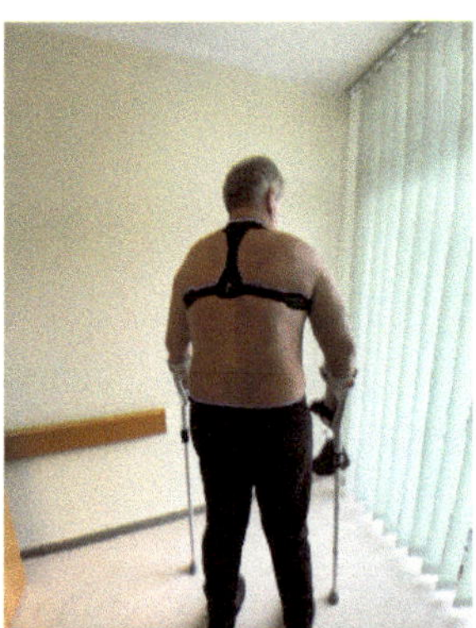

die Woche. Es war ein kontinuierlicher Verbesserungsprozess. Durch die jahrelange Fehlhaltung beziehungsweise Fehlbelastung waren diverse Muskeln verkürzt oder verkümmert und mussten mühsam reaktiviert werden. Die Physiotherapeuten kennen genau meine Problemzonen und wir trainieren gemeinsam kräftig dagegen an. Nach drei Wochen – Sie erinnern sich an die Affen? – würde ich mein Gangbild nicht als elegant, aber auf einem guten Weg bezeichnen. Da ich immer noch dazu neige, meinen Kopf etwas nach vorne zu beugen, um meine Füße zu sehen, und damit auch die Schultern entsprechend hängen lasse, war ich auf der Suche nach einem Hilfsmittel, was mir dabei hilft, diese „psychogene" Gangstörung zu korrigieren. Meine Internetrecherchen haben mich zu einem „**Rückengurt**" geführt, der ähnlich einem Pistolenholster getragen wird. Durch Klettverschlüsse kann man ihn sehr gut an die eigenen Bedürfnisse anpassen. Ich mag meinen „Büsergurt" und stelle ihn gerade am Vormittag gerne etwas härter ein. Wenn ich meine Schultern fallen lasse, erinnert mich doch ein ordentliches Ziehen an meine Nachlässigkeit. Die Physios sind geteilter Meinung. Kann man machen, muss man nicht. Mir hat er bei der Verbesserung zum aufrechten Gang gute Dienste geleistet. Durch die Verkürzung der Muskeln und Sehnen Haben sich bei mir deutlich sichtbare X – Beine gebildet. Hatte ich davor definitiv nicht. Meine Karriere als Strumpfhosenmodel ist in Gefahr! Dieses „Geraderichten" ist ein Schwerpunkt in der Gangschule, aber auch bei diversen anderen Trainings. Meine Trainerin hat für die Fehler ein sehr gutes Auge und korrigiert mich sehr aufmerksam. Manchmal auch mit einfachen und verständlichen

Worten: „Herr Doktor, machen Sie keinen Entenarsch, Becken nach vorn! Das verstehe sogar ich! Sofort geht das Becken nach vorn. Heute haben wir gemeinsam überlegt und diskutiert, mit welcher Übung wir meine Knie auseinander und die Füße mehr zusammen bekommen. Diesmal hatte ich eine gute Idee. Gymnastikball zwischen die Knie und in kleinen Schritten spazieren. Diese Übung hat mir sehr geholfen, allerdings wollen wir es morgen mit einem größeren Ball probieren. Vielleicht kann man künftig in Lehrbüchern für Physiotherapie vom „Knie-Ball-Gang nach Rudolph" lesen. Habe ein Foto meiner Erfindung zur Korrektur der X-Beine an den Chefarzt nach Altentreptow mit WhatsApp geschickt. Er sieht keinen Korrekturbedarf und spekuliert lieber auf eine Doppelknie-OP in zehn Jahren. So sind die Orthopäden! Ich habe noch eine gute Woche Zeit, intensiv mit meinen Therapeuten daran zu arbeiten.

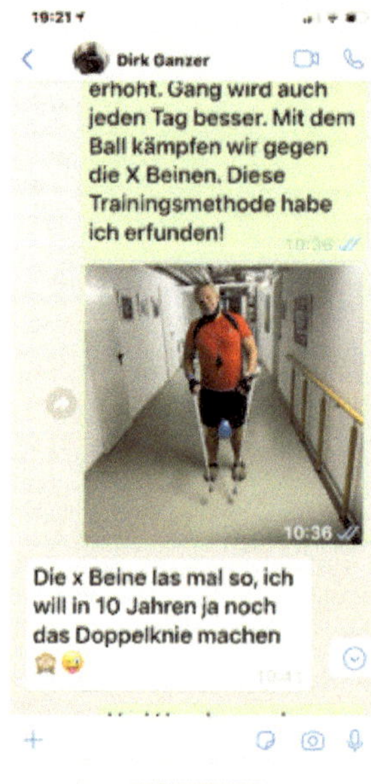

+ + + Breaking News + + + 8. October 2020 + + + Breaking News + + +

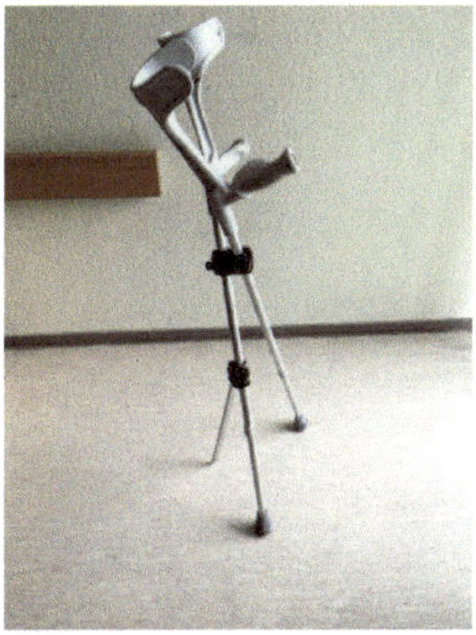

Das Wunder ist geschehen! Meine Schweizer „Krückenstandhilfe" ist da. Nach einem Tag Testbetrieb kann ich folgendes Fazit ziehen: Die genialste Erfindung, seit es Krücken gibt! Man kann die Dinger an wirklich jedem Ort problemlos abstellen. Freie Hände am Wasserspender. In Greifnähe neben dem Fahrradergometer oder Behandlungsliege. Echt schade dass ich dieses Hilfsmittel nicht schon von Anfang an hatte. Ich glaube, der Preis dürfte bei dem der Krücken liegen, aber die Awero A3X sind jeden Rappen wert. Bei der Montage hat mir der sehr hilfsbereite Orthopädiemechaniker Meister geholfen, da irgendwelche „Muffen" von den Krücken entfernt werden mussten. Mit Werkzeug zu Hause hätte

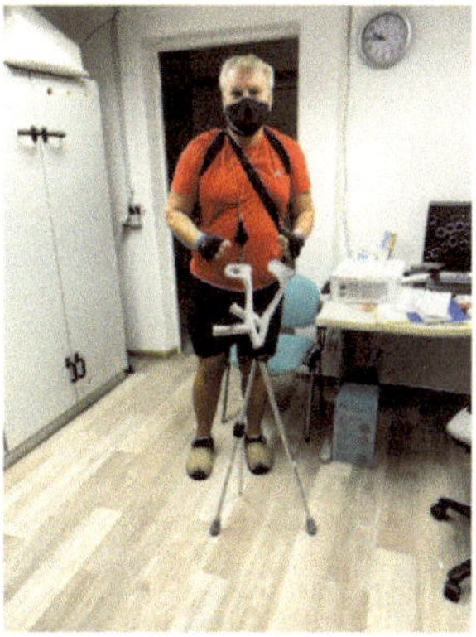

ich es aber auch allein hinbekommen. (Vielleicht liest diese Zeilen auch ein deutsches Sanitätshaus und kann einen Vertrieb für Deutschland organisieren. Würde die Bestellung für Hilfsbedürftige, wie mich, sehr vereinfachen.) Aber dank Martin hat der Schmuggel funktioniert.

Apparative Lymphdrainage / Motorschiene

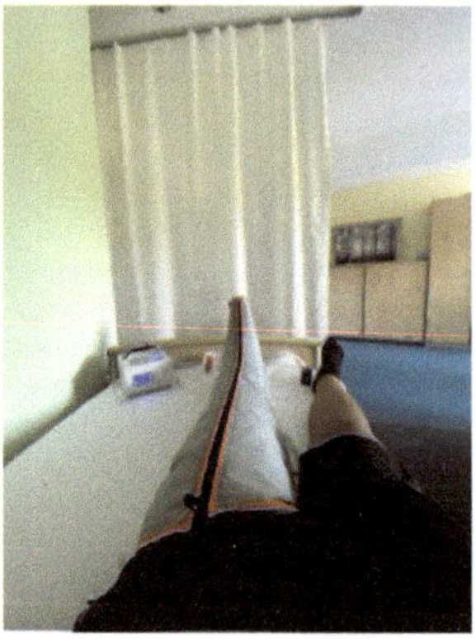

Erinnern Sie sich an meine dicken Beine im Krankenhaus, mit denen ich kaum in meine ausgelatschten Schuhe reingekommen bin? Ich sage nur apparative Lymphdrainage – eine Wohltat! Stellen Sie sich eine übergroße Socke vor, die bis zur Leiste geht. Diese wird mit einem Kompressor und einem wählbaren Druck wellenförmig mit Luft von den Zehen hin zum Oberschenkel gefüllt. Durch diese sanfte Massage wird die angestaute Flüssigkeit aus den Beinen reduziert. Für jedes Bein werden circa 20 Minuten benötigt. Ich habe mir immer meine **AirPods mit Geräuschunterdrückung** in die Ohren gesteckt – nebenan lagen die Patienten mit Motorschiene – Relaxmusik angemacht und bin mehrfach eingenickt (einmal haben zwei Damen von der Motorschiene sogar behauptet, ich hätte geschnarcht). Für mich war es Wellness für die gestressten Beine. Nach einer Woche waren meine Beine fast wieder im Normalzustand.

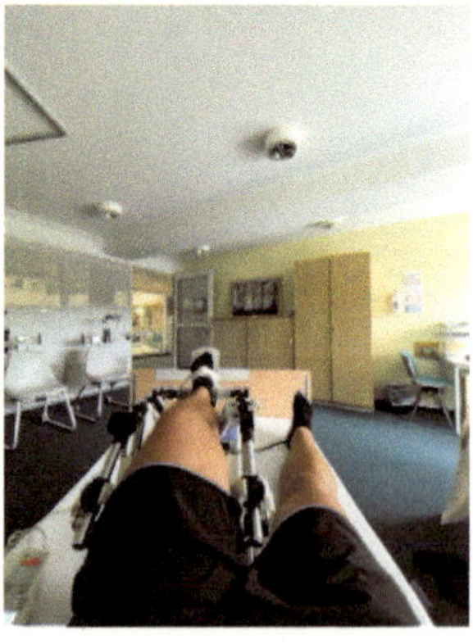

Meine Definition für die Motorschiene: Treppensteigen für Faule. Eigentlich ist die typische Anwendung für dieses Beugestreckgerät das Knie. Das Bein wird auf ein Gestell gelegt, das auf einem beweglichen Schlitten gelagert ist. Dieser wird von einem Motor angetrieben. Je weiter der Schlitten Richtung Oberkörper fährt, desto mehr wird das Knie gebeugt. Ich konnte die Motorschiene bereits die letzten beiden Tage in der Klinik nutzen. Für mich war eine Beugung von 90 Grad im Knie kein Problem und mit dieser Einstellung wurde die Hüfte auch nicht über 90 Grad gebeugt (3. Hüftgebot). Leider gab es keinen Platz mit Doppelmotorschiene für die Doppelhüfte. Aber 2 × 30 Minuten waren auch okay. Allerdings konnte ich dabei nicht einschlafen. Diese langsame sanfte Bewegung in Kombination mit der Lymphdrainage hat mir aber in der ersten Woche sehr gutgetan. In Kombination würde ich es als passives Stretching beschreiben.

Einzelgymnastik / Kleingruppe Trocken /CASPAR Training

Drei verschiedene Trainings, aber alle mit dem Ziel Muskelaufbau und Reaktivierung vernachlässigter Muskelgruppen. Natürlich ist die Einzelgymnastik die effektivste Form. Begonnen haben wir mit so schwierigen und schmerzhaften Übungen, wie gestrecktes Bein aus Rückenlage heben. Mir ist es bestimmt so schwergefallen, da noch so viel „Wasser" in den Beinen war. Jeder Therapeut hat das Training im Therapieplan protokolliert, sodass die Nachfolgen aufbauen konnten. Jedes Mal wurde von mir etwas mehr verlangt, aber ich habe alles gerne und mit Freude gemacht. Die Übungen gingen immer leichter und wir konnten die Wiederholungszahl steigern. Schon nach einer Woche durfte ich üben, mich auf beide Seiten zu drehen. Darf man doch als Hüfte gar nicht, habe ich gedacht. Aber unter Anleitung und Korrektur des jungen Physiotherapeuten war es kein Problem. Seitdem klemme ich mir im Bett die Decke zwischen die Beine und erhole meinen geschundenen Rücken hin und wieder heimlich in Seitenlage. Es tut richtig gut! Gestern gab es die erste Einheit in Bauchlage auf der Liege. Körperspannung einnehmen – Zehenspitzen aufsetzen und Füße aufstellen – Becken und Beine von der Liga abheben. In meinem Trainingszustand kein Problem. Aber das war nur die Erwärmung, denn ich sollte abwechselnd in dieser Position meine gestreckten Beine anheben. Ich habe Muskeln durch Schmerz in meinem Körper entdeckt, von denen ich keine Ahnung hatte. Das Kann jeder mit oder ohne Hüfte gern einmal nachturnen und ihr wisst, was ich meine!

Unter Kleingruppe trocken in der Badabteilung konnte ich mir nichts vorstellen. Sitzkreis der trockenen Alkoholiker? Ich war doch seit Einzug ins Krankenhaus und solange ich die Krücken nutze, auf 0,0 Promille! Gespannte Erwartung. Mit einfachen Worten könnte man es als Gruppengymnastik im Liegen umschreiben. Zu viert liegen „Kniee" und „Hüften" auf dem Rücken und machen verschiedene Übungen mit den Beinen. Heben im Wechsel – Radfahren in der Luft – Anwinkeln ... Durchaus anstrengend, wie das gruppendynamische Gestöhne erkennen lässt. An ähnliche Geräusche kann ich mich aus der Schwangerschaftsgymnastik erinnern. Das bringt aber einen guten Trainingseffekt. Mich irritierte aber immer, wenn der Therapeut sagte, „wir beginnen die Übung mit dem gesunden Bein und anschließend das operierte". Ich entschied nach Tagesform welches das gesunde ist.

Auch unter CASPAR-Training konnte ich mir absolut nichts vorstellen. Mittlerweile liebe ich toben mit CASPAR. Dabei handelt es sich um eine App beziehungsweise online-Version, mit der man bestimmte Übungen allein durchführen kann. Die Art der Übungen und Wiederholungen kann vom Therapeuten individuell gemäß des Reha-Ziels eingegeben werden. Nach einem kurzen Einführungsvortrag bekommt jeder seine individuellen Zugangsdaten und kann allein auf dem Zimmer loslegen. Ich bin seit zwei Wochen täglich circa 25 Minuten mit den Übungen am Nachmittag in der Freizeit beschäftigt. Die Aufgaben sind in der App sehr anschaulich dargestellt, sodass man sie problemlos und fehlerarm nachturnen kann. CASPAR und ich sind gute Freunde geworden. Damit kann ich auch nach der Reha Zuhause und bei meinen Dienstreisen im Hotelzimmer täglich ein Trainingspensum absolvieren.

Schlingentisch Raum 722

Am zweiten Tag standen genau diese Wörter in meinem Therapieplan. Welche Assoziationen hat man bei Schlingentisch? Als Leser oder Zuschauer von Fifty Shades of Grey ... SM? ... Bondage? Als blutiger Reha-Anfänger lernt man jeden Tag etwas Neues. Also auf zur Schlinge in 722. Eine nette Therapeutin empfing mich vor der Tür und erklärte, dass wir in einen anderen Raum gehen würden, da dieser keine Fenster habe. Wegen der Schreie? Nein wegen CORONA und der Lüftung. Hygienepluspunkt! Im anderen Raum stand eine Art Metallkäfig mit Liege darunter. Aus Patientensicht bot sich mir dieser Anblick ... Woran denken Sie?

Aber ich wurde weder gefesselt noch ausgepeitscht, sondern ein Bein wurde mit einem Gummiseil und einer Schlaufe am Fuß in eine nette Schwebeposition gebracht. Warum nur ein Bein? Leider kennt die Planungssoftware für die Therapien nur die „Einzelhüfte". So hatte ich die nächsten vier Sitzungen abwechselnd nur ein Bein in der Schlinge. Da das Bein sich quasi schwerelos anfühlt, kann man mit geringem Widerstand hervorragende Übungen machen. Steter Tropfen höhlt den Stein! Endlich hat sich eine Therapeutin, nach Rücksprache mit ihrem Kollegen, getraut mich in die „Doppelschlinge" zu packen. Das hat die Komplexität und Intensivität der Übungen deutlich gesteigert. Schlinge 722 gehört definitiv zu meinen Lieblingstrainingseinheiten.

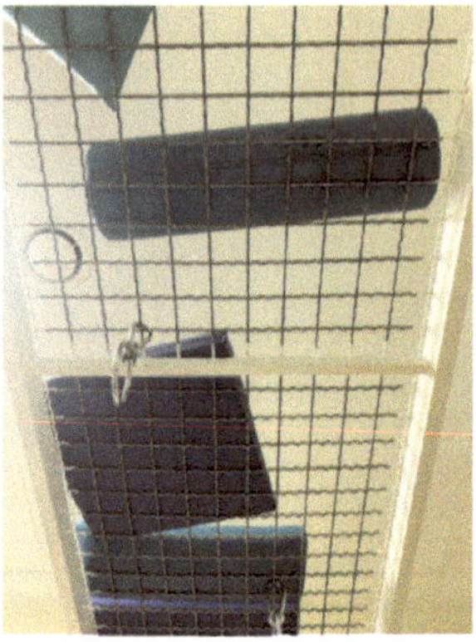

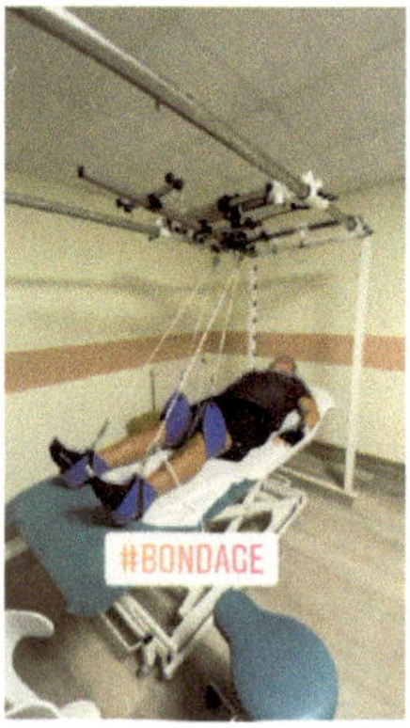

Einem jungen Physiotherapeuten habe ich während der Übungen von meinen Gedanken mit dem Schlingentisch erzählt. Er meinte, ein älterer Dozent in seiner Ausbildung habe immer gesagt: „Als Physiotherapeuten seid ihr eine Domina mit Kassenzulassung!"

Ich gebe jetzt keine Wertung ab!

Fahrradtraining mit Therapeuten / Trainingstherapie

Ich mag Fahrradfahren. Als frisch Operierter darf ich aber nicht allein auf das Ergometer. Warum dies so ist, habe ich ganz schnell begriffen. Da ich als Hüfte diese nur maximal 90 Grad beugen darf, würde mit einem normalen langen Pedal dieser Winkel deutlich übertroffen. Die Hüfte könnte ausschnappen. Allerdings kann man bei diesen Therapiefahrrädern die Länge der Pedalkurbel individuell verkürzen und einstellen. Ich bekam die Kinderfahrradlänge. Also hieß es, sich in den Sattel schwingen. Von schwingen war ich allerdings meilenweit entfernt. Zum Aufsteigen wurde mir an die Seite eine kleine Fußbank gestellt. Ängstlich und unter Aufbietung aller meiner Kräfte bin ich auf diese gestiegen und habe ganz vorsichtig mein Bein auf die andere Seite auf die Pedale geschoben. Dann vorsichtig aufgerichtet und mich ganz langsam in den Sattel sinken lassen. Diese Ängstlichkeit und Übervorsichtigkeit beobachte ich heute noch bei neuen Patienten, die auch erstmalig auf das Ergometer aufsteigen. Irgendwie hat man das Gefühl von Kontrollverlust. Nichtsdestotrotz ich saß fest im Sattel! Tagesaufgabe: 60 Watt, circa 60 Umdrehungen für 10 Minuten. Bei meinem Triathlon Training bin ich einmal 200 km gefahren. Hinterher war ich ähnlich kaputt wie nach diesen 10 Minuten. Aber der Körper ist noch trainierbar. Die Therapeuten haben wohlwollend meine Fortschritte beobachtet und jedes Mal in klei-

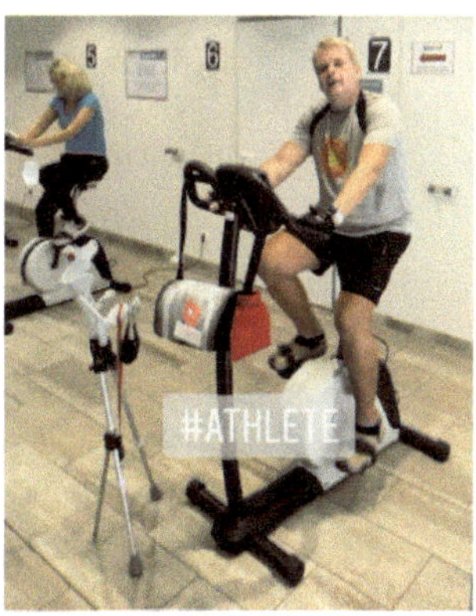

nen Schritten die Kurbellänge und den Belastungsumfang sowie die Zeit erhöht. Schon nach zwei Wochen durfte ich in die große Gruppe. Also Fahrradtraining ohne Therapeuten. Für diesen Zweck standen im Foyer des Untergeschosses circa zehn Ergometer, wobei an zwei die Kurbel individuell eingestellt werden konnte. Fortan war Fahrrad Nummer 7 mein neuer Freund. Jetzt konnte ich außerhalb der Physiotherapiezeiten mit dem Rad trainieren. Aber immer schön langsam. Beim Triathlon-Training hieß es immer: Lange, aber langsam! So radle ich in meiner dritten Reha-Woche täglich als Zusatztraining bei maximal 75 Watt immer 45 Minuten. In der nächsten Woche würde ich den Umfang gerne auf circa 100 W und eine Stunde steigern. Mal schauen, was die Therapeuten dazu sagen würden.

Im gleichen Raum wie das Fahrrad-Training fand auch die Trainingstherapie statt. Trainingstherapie? Die Patienten nennen diesen Raum Muckibude. Hier gibt es Geräte, wie ich sie aus dem Fitnessstudio kenne, und natürlich noch Spezialgeräte für ganz gezielte Übungen. Ich bekam meinen Trainingsplan mit fünf Stationen erklärt. Alles Geräte, die auf eine Kräftigung der Bein- und Rumpfmuskulatur abzielen. Eigentlich bin ich kein großer Freund von Gerätetraining. Aber was sein muss ... Es wurden jedes Mal in kleinen Schritten die Gewichte und die Serienanzahl gesteigert. Ich spürte einen deutlichen Trainingseffekt.

Kleingruppe im Wasser / Wasserwalking mit Therapeuten / Schwimmhalle

Am Ende der letzten Woche wurden meine Verbände vom Chefarzt persönlich entfernt. In Altentreptow hat man meine Nähte weder geklammert noch zugenäht, sondern sich selbst auflösende Fäden unter der Haut vernäht und die Naht mit kleinen, sterilen Pflasterstreifen gesichert. Das waren sicher 20 Streifen pro Seite und nach 13 Tagen immer noch sehr gut klebend. Ich habe beim „Abzupfen" 40-mal die Luft durch die zusammengebissenen Zähne gezogen. Der Lohn waren sehr gute Wundverhältnisse und eine Freigabe für das kleine Therapiebecken ab Montag. Samstag duschen mit Hilfe meiner Frau. Nach 14 Tagen Katzenwäsche eine unglaubliche Wohltat. Montag war es dann so weit – Therapiebecken, ich komme.

Allerdings habe ich den Badebereich mit etwas ängstlichen und gemischten Gefühlen betreten. Der Gang ist immer noch etwas unsicher. Normale Reflexe, wenn man wegrutscht, funktionieren nur eingeschränkt. Der Gummi unter den Krücken bietet auch nur begrenzten Halt. Deshalb in ganz kleinen und vorsichtigen Schritten bis zur Dusche getippelt. Für die Reha hatte ich mir von meiner Frau extra einen schönen flauschigen Bademantel kaufen lassen. Hätte ich meinen Seidenmantel übergezogen, müsste ich mit einem nassen Fleck am Po zurücklaufen. Ich mag meinen Bademantel und er trocknet mich

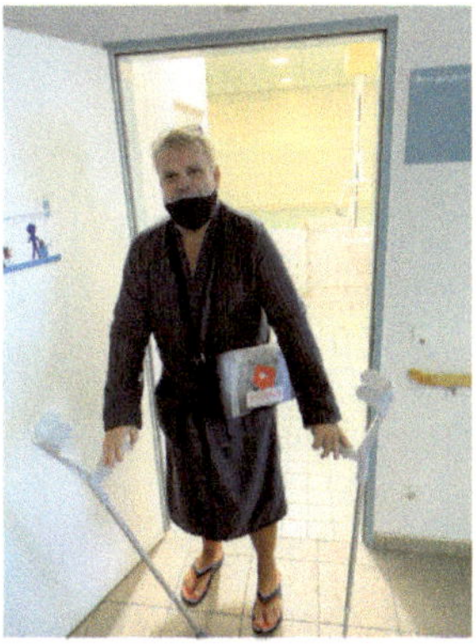

auch schön bis zum Zimmer ab. Aber die langen Ärmel bereiten etwas Mühe beim An- und Ausziehen und verheddern sich auch gerne an den Krücken. Aus meiner Sicht ist ein **kurzärmeliger Bademantel** ideal! Im Internet habe ich keinen gefunden. Nur irgendwelche Ponchos, aber die müsste man sich über den Kopf ziehen und das ist bei den Standunsicherheiten keine gute Idee. Wäre mir vorher diese Problematik bewusst gewesen, hätte ich ihn zu unserem Änderungsschneider um die Ecke gebracht und mir die Ärmel einfach abschneiden lassen. Ich habe auch kurz überlegt, mir hier die Ärmel abzuschneiden, aber das dürfte trefflich ausfransen und ich würde rumlaufen wie ein Späthippie. Als **rutschfeste Badelatschen** habe ich Flip-Flops aus Gummi mit, also einen Steg zwischen Großer- und Zeigefingerzehe. Anfangs habe ich mit diesen etwas gehadert, da sie sich etwas schwierig ausziehen lassen. Ich hätte mir fast klassische Badelatschen hier am Kiosk gekauft. Auf der anderen Seite habe ich einen besseren Halt in den Flip-Flops. Aus meiner Sicht hat beides Vor- und Nachteile. Hauptsache rutschfest! Die 3 m von der Dusche bis zum Becken bin ich schon viel sicherer getippelt. Die auf-und-ab-Treppe mit Geländer war gar kein Problem.

Im Wasser fühlt man sich sofort schwerelos. Keine Angst vorm Hinfallen. Die Therapeutin hat mit uns verschiedene Gangübungen gemacht – kleine und große Schritte – Seitwärtssteps – Rückwärts- und Storchengang ... Ich habe mich herrlich sicher gefühlt und konnte fast normal gehen. Mein Gehirn hat abgespeichert, dass es doch ganz einfach ist, zu laufen. Im Nachhinein haben diese 20 Minuten Gangschule im Therapiebecken mein

Gangbild extrem verbessert. Zahlreiche meiner eingebildeten Gangblockaden waren einfach verschwunden. Wasser ist mein Element. Ich bin die 200 m bis zu meinem Zimmer fast geschlendert. Wohin mit dem nassen Bademantel und Handtuch? Handtuch natürlich über den Halter, der sogar über einem Wandheizkörper hängt. Aber wenn ich den Bademantel an die vorhandenen Haken hänge, dürfte er in diesem fensterlosen Bad schlecht trocknen und nach einigen Tagen müffeln. Ideal wäre ein **Haken mit Saugnapf**, den man auch noch über dem Heizkörper anbringen kann. Besser gleich zwei, damit die Badehose auch einen Platz hat. Habe ich gleich in die Beschaffungsliste auf dem iPhone eingetragen. Diese hatte ich schon nach einigen Tagen bei mir und meiner Frau auf dem Telefon installiert. So konnte ich meine Wünsche, wenn ich eine neue Idee hatte, direkt eintragen und meine Frau beschaffen und abhaken. Das hat einige Telefonate gespart. Wahnsinn, wie meine Frau sich um mich gekümmert und mir geholfen hat. Nach zweimal Therapiebecken war die nächste Visite mit dem Oberarzt. Ich habe ihm von meinen Wassererlebnis vorgeschwärmt und um mehr gebeten. Irgendwie hat er der mitschreibenden Schwester etwas von „Wasser maximal“ zugeraunt und mir die Freigabe für das große Schwimmbecken auf der Therapiekarte bestätigt. Dadurch ist mir wahrscheinlich ein „Softwarefehler im Therapieplanungsprogramm“ zugutegekommen – ich bin in die Gruppe „Wasserwalking mit Therapeuten“ gerutscht. Dort dürfen aber gar keine „frisch Operierten“ mitmachen, wie mich die Therapeutin am Beginn des Trainings wissen ließ. Ich durfte dann aber doch mitmachen, aber nicht ganz so intensiv wie die fast Gesunden. Welch eine Freude!

Einen Tag später, am 2. Oktober, gab es in der Mittagszeit die obligatorische Belehrung zur Nutzung des Schwimmbades. Jetzt durfte ich allein ins große Becken. Die Schwimmzeiten zur freien Nutzung sind außerhalb der Therapiezeiten. Morgens von 6:00 bis 8:00 Uhr und abends von 18:30 Uhr bis 21:30 Uhr.

Am Freitagabend hatte ich die Hoffnung, dass ich gegen 20:00 Uhr fast allein bin. Leider nicht! Es waren doch einige im Wasser. Darunter auch mehrere ältere Damen, die besorgt um ihre Frisuren waren. Als Hüfte darf man kein Brustschwimmen machen, da man dabei die Beine verbotenerweise nach außen dreht. Wenn ich kraulend meine Bahnen gezogen hätte, wären wahrscheinlich einige Friseurrechnungen auf mich zu gekommen. Also 40 Minuten Wasserwandern. Wie mein Dilemma lösen? Antizyklisch denken! Wer steht schon gerne um 5:30 Uhr auf, um der Erste in der Schwimmhalle zu sein? Ich! Seitdem bin ich immer der Erste! Es ist einfach wunderschön, vor diesem spiegelglatten Wasser zu stehen und hineinzusteigen. Der

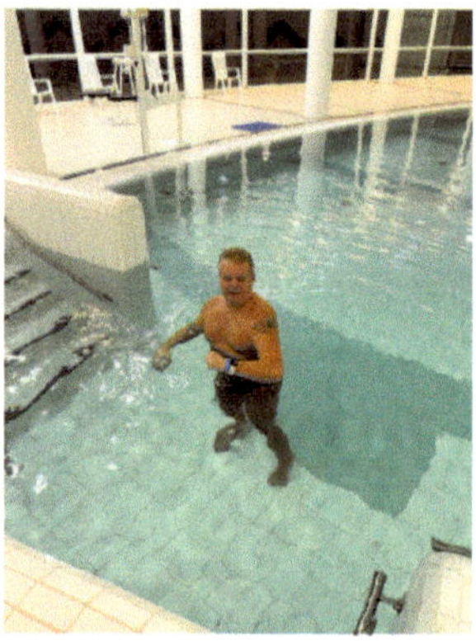

Trainingsumfang von einer Stunde stand fest. Alles unter 60 Minuten ist Erwärmung! Aber die ganze Zeit wandern ist auch öde. Mit kraulen könnte ich trefflich etwas für den Oberkörper tun. Gangtraining ist aber auch ganz wichtig! Lösung? Ich habe das SCHWANDERN erfunden! Eine Bahn schwimmen und zurück in diversen Gangarten. So hatte ich ein herrliches Ganzkörpertraining und es wurde nicht langweilig. Vielleicht ein bisschen! Musik wäre schön. Unter der Decke habe ich mehrere Lautsprecher gesehen. Nach dem Training habe ich den Schwimmmeister gefragt, ob er morgens Musik anmachen kann. Leider hatte er keinen Schlüssel für den Raum mit der Musikanlage, den hatten nur die Physiotherapeuten. Aber ich hatte zu Hause eine große **Bluetooth-Lautsprecher**-Box direkt in die Mitbring-Wunschliste geschrieben und abends war sie schon bei mir. Am nächsten Morgen habe ich mit dem okay des Schwimmmeisters meine Box aufgestellt und die Playlist mit „Happy Hits" aufgelegt.

Sogar die etwas älteren Damen, die sich sonst nur mit ihren Nudeln treiben ließen, begannen von allein mit rhythmischer Wassergymnastik. Musik kann bewegen! Auch mein SCHWANDERN machte doppelt Spaß. Seitdem war ich jeden Morgen der erste im Schwimmbad und habe immer gute Musik aufgelegt.

Freigang

Theoretisch und praktisch kann jeder Patient die Rehaklinik nach seinen Anwendungen verlassen. Häufig sind am Wochenende gar keine Therapien angesetzt, sodass viele, die in der Nähe wohnen auch nach Hause verschwinden. Wenn man das vorhat, sollte man es tun, aber nicht beim Personal danach fragen. Es gibt irgendwelche Versicherungsbedingungen wenn man über Nacht wegbleibt. No risk, no fun! Als ich noch in der Klinik lag, habe ich auch ernsthaft darüber nachgedacht die Wochenenden in meine 20 km entfernte Wohnung zu verschwinden.

Hier habe ich festgestellt, dass das für mich keine gute Idee ist. Was würde ich zu Hause machen? Die drei Etagen würde ich zwar locker hoch- und runterkommen, aber was würde ich in der Wohnung tun? Die Couch ist noch nicht hüftgerecht vorbereitet. Meine Frau hat nachgemessen und eine Sitzhöhe von 30 cm festgestellt. Ich würde garantiert runterkommen, aber nicht mehr hoch! Deshalb hatte ich vorgestern eine 30 cm hohe Matratze für meine Seite bestellt. Diese würde für die nächsten Wochen meine Coucherhöhung werden. Auf mein neu geliefertes Fahrradergometer dürfte ich auch noch nicht aufsteigen, da es lange Kurbeln hat. Also würde sich der Aufenthalt in der Häuslichkeit auf ein zwei Spaziergänge und gutes Kochen beschränken. Spazieren konnte ich mit meiner Frau auch hier und gutes Essen würde mein Abnehmprojekt torpedieren. Hier konnte ich täglich intensiv trainieren – eine Stunde SCHWANDERN – eine Stunde Ergometer – toben mit CASPAR – 30 min Theraband ... Und nicht zu vergessen, hier war mein geliebtes Pflegebett. Bein- und Rückenteil in eine bequeme Position gestellt, den Laptop auf die Oberschenkel, so konnte ich mein Buchprojekt nach einer Woche vollenden.

Natürlich freute ich mich besonders am Wochenende, die Klinik mit meiner Frau für zwei bis drei Stunden zu verlassen. Etwas spazieren und Einkehr in guten Restaurants – ich bin ja bekennender Gourmet.

Besonders das erste Wochenende, also gut zwei Wochen nach Operation, ist mir noch in lebhafter Erinnerung.

Ich habe gleich in der ersten Reha-Woche für alle Wochenenden die Plätze in den Restaurants vorreserviert. Durch Corona sind die Plätze halbiert und deutlich mehr Touristen als üblich an der Küste unterwegs. Somit konnten wir die Gegend um Bad Doberan, besonders Heiligendamm und Kühlungsborn, kulinarisch entdecken. Für meinen ersten Freigang am Samstag hatte ich im Restaurant MEDINIS am Abend reserviert. Schon ein Edelitaliener mit interessanter Karte. Da es an diesem Tag doch stärker regnete, sind wir erst kurz vor der Essenszeit in der Klinik aufgebrochen. Aufgabe Nummer eins: einsteigen in das Auto! Für diese Herausforderung hatte ich mich zuvor mit diversen YouTube-Videos fit gemacht. Glücklicherweise habe ich als Dienstwagen einen Tuareg. Aus den hilfreichen Filmchen wusste ich, dass ich mich mit dem Rücken zum Beifahrersitz stellen muss, anschließend rückwärts auf den Sitz und durch drehen des Pos die Beine in das Auto schwingen. Als Drehhilfe wurde empfohlen, eine **Plastiktüte** auf den Sitz zu legen. Ich kam wesentlich leichter und schmerzfreier in das Auto als vor der OP. Heiligendamm, wir kommen. Wir konnten direkt bis zum Eingang des Restaurants vorfahren, sodass ich bei dem Regen keine größere Strecke auf rutschigem Untergrund laufen musste. Drei kleine Stufen und ich stand im Restaurant. Als vo-

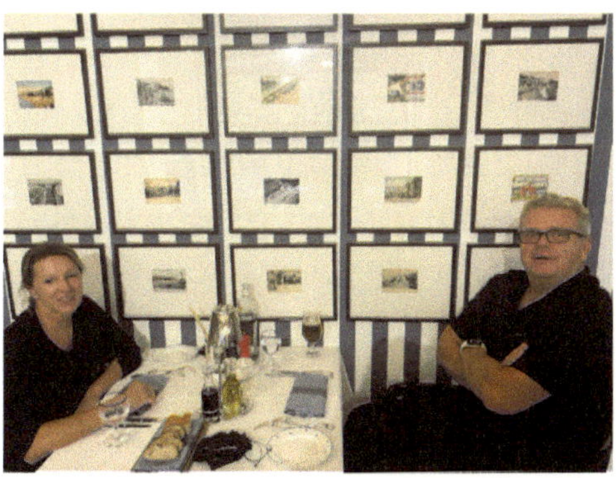

rausschauende Hüfte hatte ich bei der Reservierung angefragt, ob die Stühle Armlehnen haben, damit ich besser aufstehen kann. Das wurde bejaht! Wir wurden freundlich empfangen und zu unserem Tisch geführt. Die Stühle hatten tatsächlich Armlehnen, das war aber auch das einzige an diesen Teilen, was mir Freude bereitete. Ich würde sie als „Lümmelstühle" bezeichnen. Flach, tief und ein Kissen zum Anlehnen. In der Ahnung von Ungemach hatten wir mein **Keilkissen** aus dem Zimmer für eine Sitzerhöhung schon prophylaktisch mitgenommen. Ich ließ noch ein zusätzliches Kissen unter das Sitzpolster packen, das Keilkissen noch darauf und konnte mich endlich niederlassen. Dennoch war diese schlechte Sitzposition sehr unangenehm und auch leicht schmerzhaft. Ich habe kurz überlegt nur zwei Pizzen zu bestellen und diese mit in die Klinik zu nehmen und bequem im Pflegebett zu essen. Auf der anderen Seite habe ich mich riesig auf ein schönes Essen mit meiner Frau in einem tollen Ambiente gefreut. Also auf den Stuhl gelümmelt und schnell bestellt. Für jeden eine Vorspeise, Süppchen und Pasta. Ich habe den Service auf mein Problem aufmerksam gemacht und mir gewünscht, dass diese drei Speisen gerne innerhalb von einer Stunde serviert werden dürfen. Zu diesem Zeitpunkt waren ganz wenig Gäste im Restaurant. Denn auch hier gilt das Hüftgebot Nr.6: keine langen Autofahrten und alle 30 Minuten Pause und aufstehen. Leider kamen dann doch noch einige, aber nicht zu viele Gäste – dennoch waren wie so oft in Restaurants Küche und Service plötzlich überfordert. Somit hat es fast zwei Stunden gedauert, bis ich die Rechnung bezahlen und wir gehen konnten. Dieses Restaurant war aus Sicht einer Hüfte keine gute

Idee. Selbst meine Frau empfand diese Sitzposition als belastend. Ich habe mir danach meine reservierten Restaurants bei Google dahingehend angeschaut, was für Stühle im Gastraum stehen. Passt! Echte Stühle für echte Menschen. Da das **Keilkissen** sehr gute Dienste geleistet hatte, habe ich direkt ein schickes Teil in Transporttasche für meine weiteren Restaurantbesuche im Internet bestellt.

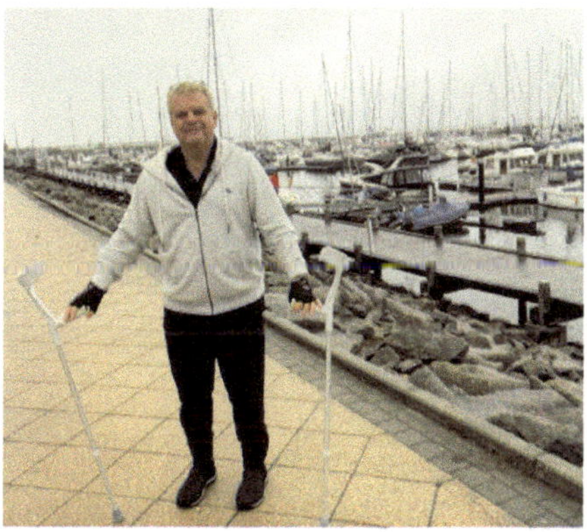

Durch mein intensives Training wurden die folgenden Ausflüge immer leichter für mich. Die Laufstrecken haben deutlich zugenommen, ins Auto einsteigen war absolut kein Problem und mit meinem neuen Keilkissen habe ich immer hüftgerechte Sitzmöglichkeiten gefunden. Wir haben wunderschöne Spaziergänge in Kühlungsborn gemacht. Für mich als Ostseebad ein echter Geheimtipp. Nicht so Schickimicki wie die Kaiserbäder auf Usedom. Und mit der unendlich langen Promenade einfach schön zum spazieren gehen. Dass ich nur zwei Wochen nach Operation fast freihändig am Yachthafen in Kühlungsborn stand, hätte ich nicht erwartet – vielleicht doch ein kleines Wunder!

Das Leben ist keine Einbahnstraße

Sicher hatte ich als Arzt im Krankenhaus und der Rehaklinik einen Bonus. Ärzte gehen nicht gerne zum Arzt, aber andererseits behandelt man Kollegen doch etwas bevorzugt. Dies dürfte in allen Berufsgruppen ähnlich sein. Ein weiterer Bonus kam sicher auch durch meine exotische Doppelhüfte hinzu.

Alle Mitarbeiter, vom Hausmeister bis zu dem Chefarzt, waren überaus freundlich zu mir und sind auch auf meine Sonderwünsche eingegangen. Ein weiterer glücklicher Umstand ist, dass der ehemalige Chefarzt der Rehaklinik nach seiner Pensionierung hier immer noch seine Praxis für Orthopädie und Sportmedizin im Haus hat. Da unsere Frauen sehr gut befreundet sind und wir uns auch privat gut kennen, hat mich Dr. Peter Kupatz in den ersten beiden Wochen mehrfach untersucht und beraten. Im Ultraschall konnten wir beide sehr gut sehen, dass die anfänglichen Hämatome im Wundgebiet schon nach einer Woche fast nicht mehr sichtbar waren. Auch die Tipps für Training und Therapie haben mir sehr geholfen.

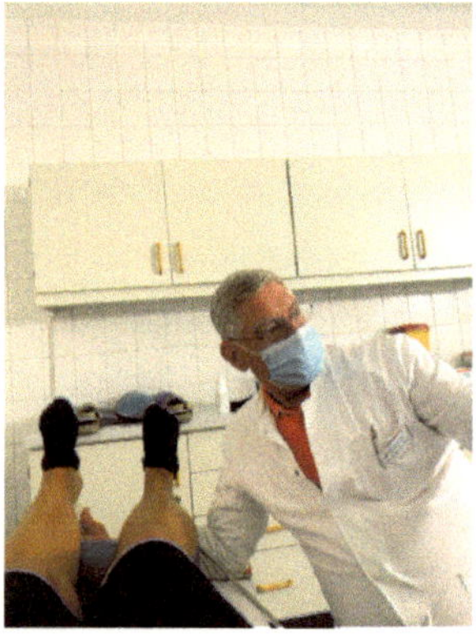

Danke, Peter! Dafür bekommen Sabine und du nächste Woche ein schönes Abendessen in Heiligendamm.

Nur klatschen hilft nicht! – Das haben wir alle in den letzten Monaten der Pandemie gelernt. Ich hoffe, dass die Arbeit aller in der Medizin Beschäftigten auch durch eine entsprechende Entlohnung gewürdigt wird. Auf der anderen Seite sind es häufig die kleinen Dinge im Leben, die uns Freude bereiten. Ein Lächeln, ein freundliches Wort und ein offenes Ohr sind immer richtig. Ich würde von mir behaupten, dass ich ein absolut positiver Mensch bin und keine negative Energie ausstrahle. Für mich hat hier in der Reha die Chemie absolut gepasst. Und was ist noch gut für Kopf und Seele? **Schokolade!** Im Krankenhaus habe ich mich mit einer großen Kilotüte Lindtkugeln und einem Umschlag bedankt. In der Reha habe ich mich täglich bei meinen Therapeuten und Schwestern und vielen hilfsbereiten Menschen für Ihre gute Arbeit an mir direkt mit zwei bis drei Lindtkugeln bedankt. Es gab jedes Mal strahlende Augen und ein Lächeln. Selbst die harten Burschen aus der Physiotherapie haben sich gefreut. Bisher habe ich es auf 4 kg Dankeschön gebracht. Keine Angst, am Entlassungstag gibt es noch ein richtiges Dankeschön.

Besonders die Rehakliniken waren und sind in der Coronapandemie, was Hygienekonzepte anbelangt, sehr auf sich allein gestellt. Sie wurden, wie fast alle Einrichtungen im Gesundheitswesen, mit Verordnungen, Verfügungen und ständig aktualisierten Richtlinien überschüttet. Da noch den Überblick zu behalten und sinnvolle Hygienekonzepte zu etablieren ist fast unmöglich. Aber nicht, wenn ich vor Ort bin! Ist doch mein Job, den ich sehr gerne mache. So habe ich schon im ersten Gespräch mit dem Chefarzt angeboten, entsprechende Corona-Weiterbildungen für Ärzte, Schwestern und

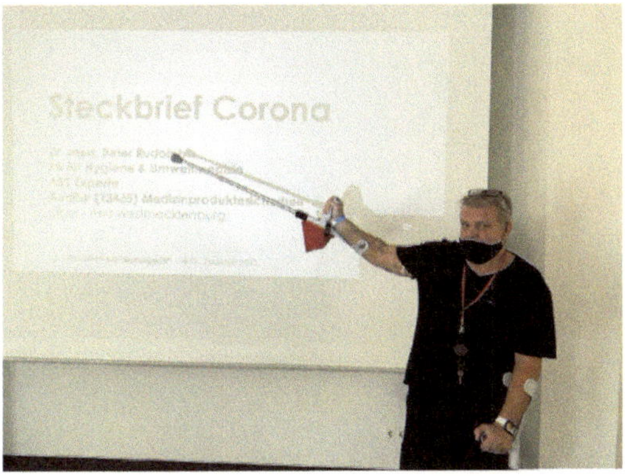

Physiotherapeuten durchzuführen. Das wurde gern angenommen! Damit möglichst viele Mitarbeiter teilnehmen können, haben wir drei Termine am Nachmittag abgestimmt. Diese Woche hatte ich die Ärzte und Schwestern und nächste Woche hatte ich die Physiotherapeuten zur „CORONA-Sprechstunde". Ich hoffe, ich konnte allen etwas aus Hygienesicht für die kommenden Monate mitgeben. Wir haben gemeinsam diskutiert und auch Optimierungen innerhalb der Klinik gefunden, die teilweise schon umgesetzt wurden.

Hygiene- oder Coronaregeln müssen transparent und nachvollziehbar sein, sonst können sie nicht umgesetzt und eingehalten werden. Unsinnige Verbote und Regeln führen zu Frust und Gegenreaktionen, wie wir es leider aktuell erleben dürfen. Regeln dürfen nicht lebensfremd sein! Auch über Corona-Blödsinn-Regeln könnte ich ein Buch schreiben.

Ich glaube, auch meine Doppelhüften haben die Physio- und Ergotherapeuten vor Herausforderungen gestellt. Aber durch intensive Gespräche und Diskussionen haben wir manchmal auch neue Behandlungspfade beschritten. So hatten aber beide Seiten einen täglichen Lerneffekt.

Geben und nehmen!

Dies & Das

Hier möchte ich in Kurzform über Dinge berichten, die in die vorherigen Kapitel nicht reingepasst haben oder die ich ganz einfach vergessen habe und mir erst an dieser Stelle eingefallen sind. Sie erinnern sich an das Paretoprinzip?

Videoanalysen

Ich habe mich relativ oft von meinen Therapeuten bei der Gangschule und auch anderen Trainingseinheiten mit meinem iPhone filmen lassen. So konnte ich meine Fehler besser reflektieren und habe versucht, diese bewusst zu korrigieren. Als alter Golfspieler kenne ich diese Trainingskontrolle von meinen Pros. So konnte ich einen ganz passablen Golfschwung entwickeln und warum soll das beim Gangbild nicht funktioniere? Also unbedingt ein **Telefon mit Videofunktion** einstecken und die Therapeuten um Hilfe bitten. Sie machen das wirklich gerne! Manchmal haben wir sogar gemeinsam über die X-Beine und den Entenarsch gelacht.

Schlüsselanhänger

Beim Check-in wurde mir ein Schlüssel mit Anhänger überreicht, wie ich ihn sonst nur aus netten Landhotels kenne. Kleiner Schlüssel und großer schwerer Anhänger mit der Zimmernummer. In der Hosentasche ein echtes Schwergewicht und mit Doppelkrücke nur unter Schwierigkeiten rauszufummeln. Also ganz schnell ein Schlüsselband, das man um den Hals hängen kann, auf die Mitbringliste geschrieben. Auch das hat sich als nicht praktisch erwiesen, da man es jedes Mal über den Kopf streifen muss und die Krücken immer eine erhebliche Unfallneigung haben. Lösung? Ich erinnerte mich an **ausziehbare Schlüsselanhänger** vom Skiurlaub, an denen der Pistenpass befestigt war. In Rostock ist meine Frau nicht fündig geworden. Also ganz schnell im Internet bestellt. Eine geniale Erfindung für die Doppelkrücke. Mit der Kombination aus Schlüsselband und dem ausziehbaren Anhänger konnte ich meine Zimmertür problemlos öffnen und abschließen. Das machte das Leben einfach leichter!

Krückenmagnete

Durch die erheblichen Verzögerungen bei der Lieferung des Schweizer Systems für freistehende Krücken habe ich intensiv nach Alternativen gesucht und bin fündig geworden: **EASYCLICK Stützen- und Stockhalter**! Dieses System ist relativ einfach aber sehr hilfreich. Man befestigt an einer Krücke einen starken Magneten mit einem Klettverschluss. Gleichzeitig gibt es ein Gegenstück dazu. Wieder ein starker Magnet, der an einen Hosenträgerclip geklebt ist. Ich habe mir natürlich gleich zwei Exemplare bestellen. Diese Hosenträgerclips kann man hervorragend am unteren Saum des T-Shirts, am Ho-

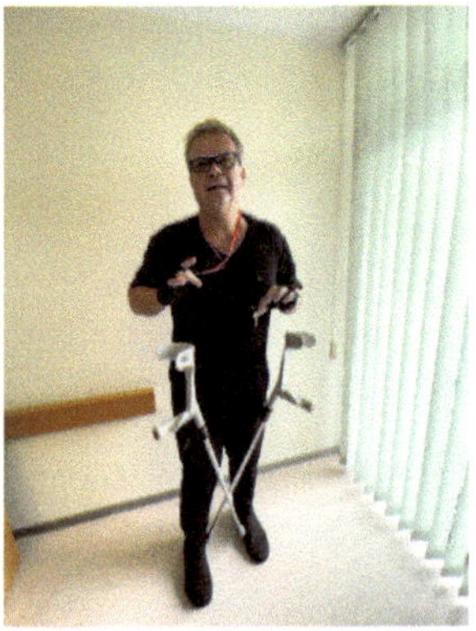

senbund, an der Umhängetasche oder wo es gerade passt befestigen. Braucht man freie Hände, hält man die Krücke mit dem Magneten einfach dagegen und sie können nicht mehr umfallen. Der ungeübte Betrachter glaubt an Zauberei, da die Krücken zu schweben scheinen. Auf dem Bild sieht man auch meinen ausziehbaren Schlüsselanhänger. Theoretisch kann man sich dieses System auch ganz einfach vorher zu Hause nachbauen. Einfach vier gute Magneten und zwei Hosenträgerclips kaufen. Magneten an die Krücken und die Clips kleben ... et voila, man hat für kleines Geld „schwebende Krücken".

Kurschatten

Eine Reha ohne Kurschatten? Hat doch hier jeder, oder? Also auch ich!

Da ich, wie oben beschrieben, drei geplante Vorträge über Corona halten durfte, habe ich meine Frau gebeten, meinen **Beamer** von zu Hause mitzubringen. Ich habe einen süßen kleinen LED-Beamer, etwas größer als eine Coladose, den ich immer in meinem Arbeitsrucksack mithabe, falls in den Kliniken oder Praxen spontan eine Weiterbildung gewünscht wird. Als Apple-Jünger hatte ich davor immer Probleme mit der bereitgestellten Technik. Bisher habe ich diesen ausschließlich für meine Vorträge mit PowerPoint genutzt. Hier habe ich erstmalig die Zeit gefunden mich etwas ausführlicher mit diesem Teil zu beschäftigen. Im Hauptmenü habe ich sogar eine Netflix-App gefunden. Netflix hatte ich doch im Krankenhaus gegen die Langeweile abonniert. Gleich eingeloggt und gestartet. Statt 60 cm Bildschirmdiagonale wie auf dem Reha-Fernseher hatte ich gute 2 m Kinoatmosphäre. Auf der Startseite war als Tagesempfehlung die erste Staffel von „Emily in Paris". Ich liebe Paris! Also schnell mal reinschauen ... Story naja ... aber die Bilder und Szenen aus Paris haben mich sofort in Urlaubsstimmung versetzt. So habe ich jeden Abend zum Einschlafen mit Emily, meinem Kurschatten, verbracht. Gestern hatte ich blöderweise alle Folgen durch ... Heute schaue ich einfach noch mal alle von vorn ...

Nachtlicht

Ich mag es nicht, in fremden Betten in völliger Dunkelheit aufzuwachen. Im Hotel löse ich dieses Problem meist dadurch, dass ich im Bad das Licht anlasse und die Tür einen kleinen Spalt öffne. Das hätte ich hier auch gemacht, aber der Lüfter ist so laut, dass man denkt, dort landet gerade ein Hubschrauber. Also ein Nachtlicht auf die Mitbringliste gesetzt. Nach dem Auspacken dachte ich sofort, es sei Fehlkauf, da meine Frau ohne Brille unterwegs war. Es war ein Licht für das Kinderzimmer mit wechselnden Pastellfarben. Aus heutiger Sicht betrachtet war es der ideale Kauf! Wenn ich aus meinem Rückenschlaf doch einmal aufwache, versetzt mich dieses hypnotische Licht sofort in einen tiefen Weiterschlaf. Das wird mein künftiger Begleiter auf Dienstreisen.

Eigenes Kopfkissen

Bei meinen vielen Reisen müsste ich eigentlich fremde Kopfkissen gewohnt sein, werdet ihr denken. Da ich zu 90% in Marriott Hotels übernachte konnte, ich in meinem Buchungsprofil einen bestimmten Kopfkissentyp festlegen. Somit bin ich extrem an mein Kopfkissen zu Hause und die Marriott-Kissen gewöhnt. Das Kissen hier entsprach gar nicht meinem Kuschelgeschmack. Rückenschlaf und unbequemes Kissen harmonieren gar nicht. Sie ahnen es ... Mitbringliste! Das eigene Kissen hat die Schlafqualität um einiges gesteigert.

Notrufknopf

Auch in einer Rehaklinik kann es zu Komplikationen bei Patienten kommen. Damit diese im Fall der Fälle eine Schwester rufen können, sind an strategischen Stellen im Zimmer und Bad Notrufknöpfe angebracht. Bei mir befand sich einer dieser roten Knöpfe links vom Waschbecken, wie auf dem Bild ersichtlich. Blöderweise in exakt der gleichen Höhe wie das Ende meiner Krücken. In den ersten beiden Tagen habe ich unbemerkt beim Abstellen der Krücke neben dem Waschbecken mehrfach den Notruf ausgelöst. Jedes Mal ein Sorry für die herbeieilende Schwester. So sammelt man keine Sympathiepunkte.

Eine praktikable Lösung musste her. Jetzt kommt meine praktische Intelligenz ins Spiel. Erinnern Sie sich, dass ich Klebeband schon im Krankenhaus in meinen Nachttisch

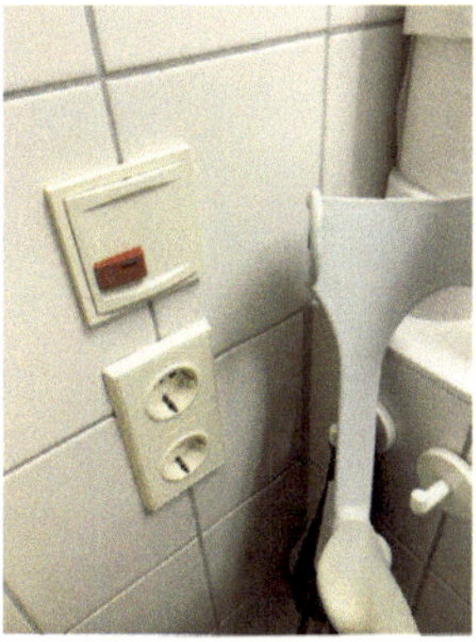

gepackt habe? Einfach den Schalter mit Klebeband verpflastern wäre keine gute Idee, da er dann im Notfall nicht zur Verfügung stünde. Also habe ich eine Kappe vom Rasierschaum mit dem Klebeband über dem roten Knopf befestigt. Damit konnte ich nicht mehr unbemerkt den Alarm aktivieren, könnte aber im

Notfall den Deckel ganz leicht abziehen und drücken.

Implantat-Pass

Eigentlich sollte jeder Patient mit neuen Implantaten, egal ob groß oder klein, nach Entlassung aus dem Krankenhaus seinen Implantat-Pass erhalten. Ich habe sogar zwei bekommen. Manchmal wird es aber in der Hektik des Klinikalltags vergessen. Falls Sie keinen erhalten haben, unbedingt im Krankenhaus nachfragen. Mit meinen beiden Titanhüften werde ich künftig an allen Flughäfen bei der Sicherheitskontrolle herausgepickt werden. Schön, wenn ich dann meine beiden Pässe zeigen kann. Das sollte langwierige Diskussionen und die Suche nach geschmuggelten Waffen vermeiden. Bin schon auf meinen ersten Flug gespannt.

Kamasutra oder Sex mit Doppelhüfte

Kein gutes Buch ohne Sex! Ich gebe zu, mit diesem Thema habe ich mich erst in der Reha beschäftigt. Die zwölf Gebote für die Hüfte schweigen zu diesem Thema. Eine erste Recherche im Internet bringt auch keine Erleuchtung. Wen fragen? Natürlich den lieben Ex-Chefarzt Dr. Peter Kupatz. Ein Gespräch unter Männern! ... dachte ich. Leider steckte er auch nicht ganz in diesem Thema drin, hatte aber die hilf-

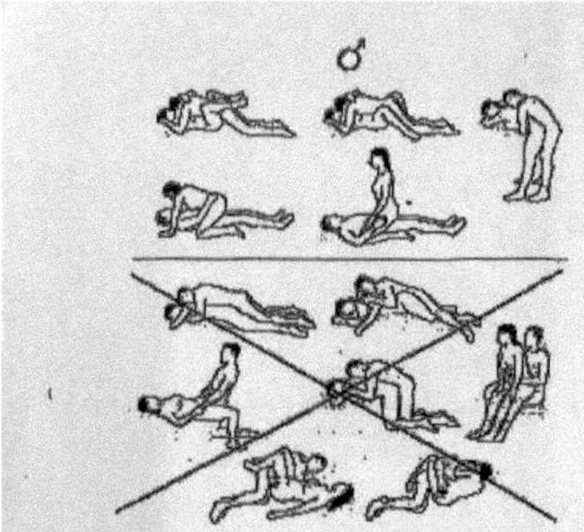

Abb. 2 Empfohlene und nicht empfohlene Stellungen (durchgestrichen) für Männer mit einer Hüftgelenksendoprothese.

reiche Erinnerung, dass es in der Ergotherapie Infomaterial gäbe. Also auf zu den Mädels ins zweite Untergeschoss. Dank meiner Lindt-Kugeln-Charmoffensive hatten wir ein sehr gutes Verhältnis. Offenbar ist Sex mit Kunsthüfte immer noch ein Tabuthema und wird selten nachgefragt. Die Suche begann und war erfolgreich. Wir fanden die Kopie einer Kopie und damit sehr pixelig folgenden Artikels aus dem Jahre 2008: „Was ist ab wann wieder möglich? Sexualität nach Hüftgelenksersatz" mit dieser Abbildung.[5]

Dr. Google sagt, das es im Kamasutra 170 bis 433 Stellungen gibt. Keiner weiß Genaues. Dagegen ist das „Hüft-Kamasutra" mit fünf Möglichkeiten sehr übersichtlich! Aber bevor die Hüfte ausschnappt ...

5 Grote, S., Bürklein, D., Kanz, K.G. et al. Was ist ab wann wieder möglich?. MMW - Fortschritte der Medizin 150, 44–45 (2008)

Tschüss

Ende Buchprojekt: 10. Oktober 2020

So, es ist Samstag, 22:00 Uhr, genau eine Woche nach Schreibbeginn und ich habe fertig. Mit Beginn des Buchprojektes habe ich mir kein Zeitlimit gesetzt. Keine Ahnung, wie viel Zeit man für so etwas benötigt, aber eine Woche erschien machbar. Soviel Zeit benötigt man auch für Bachelorarbeiten.

Ich hatte die letzte Woche einfach große Freude beim Schreiben und keine Schreibblockade! Mein Anspruch war nie eine Perfektion in Formulierung und Gestaltung. Das können Germanisten und Verleger sehr viel besser als ich. Ich habe lediglich über meine Erfahrungen als Patient mit der „Arztbrille" berichtet und hoffe, dass es für viele „Hüften" oder generell für Patienten mit Gelenkersatz, die in der Genesungsphase auf Krücken angewiesen sind, eine Motivation und Hilfestellung ist. Ich erhebe keinen Anspruch auf Vollständigkeit – Paretoprinzip!

Meinem Operateur, dem Chefarzt aus Altentreptow, habe ich den Teil Krankenhaus zur Durchsicht und Freigabe geschickt, da ich ihn oft zitiere. Er hat mir seinen Segen gegeben.

Das komplette Buch kenne zu diesem Zeitpunkt nur ich. Morgen werde ich in aller Ruhe nach dem SCHWANDERN noch einmal Korrektur gelesen. Dann wird es zum Rediroma-Verlag hochgeladen...

Ich sage Tschüss und TOI TOI TOI und dreimal auf Holz geklopft!

Euer Dr. med. Peter Rudolph .... nein Peter ... sagen doch alle Du in der Reha

Achtung! Das Beste folgt noch – Meine Übersicht nützlicher Sachen für Krankenhaus und Reha!

Nützliches

Meine 43 „Krückenhelfer"! Wenn ich diese Tabelle oder auch Checkliste schon vor meinem Einzug in das Krankenhaus gehabt hätte, wäre vieles leichter gewesen. Manche Dinge davon muss man haben, manche kann man haben und einige sind reiner Luxus. Das muss jeder für sich selbst entscheiden. Sachen, die ich mir selbst, meist über Amazon oder direkt beim Hersteller bestellt habe, nenne ich mit Produktbezeichnung und Preis. Ich habe eingangs schon erwähnt, dass ich hier nicht Werbung für spezielle Produkte mache, da ich alles selbst bezahlt habe und von niemandem für die Nennung eines Produktnamens Geld erhalte. Jeder kann gerne selbst ähnliche Produkte, vielleicht zu einem besseren Preis suchen, oder handwerklich geschickte können sie sogar selbst nachbauen. Viele Sachen haben wir auch zu Hause gehabt und meine liebe Frau hat sie mitgebracht.

Ich habe die Hilfsmittel alphabetisch und nicht nach Priorität sortiert. Einige habe ich ausführlicher im Text beschrieben, deshalb hier nur eine Kurzbeschreibung.

1. AWERO A3X Krückendreibein	Die genialste Erfindung für Doppel-Krücken-Träger. Nie wieder umfallende Krücken. Abstellen, wo man möchte. Die Bestellodyssey habe ich im Text beschrieben. (Awero Schweiz Preis ca. 60 Fr.)
2. Beamer	Absoluter Luxus. Aber da ich ihn durch meine Vorträge hier hatte – Kinofeeling!
3. Bluetooth-Lautsprecher	Absoluter Luxus. Aber wenn man „Happy Music" in der Schwimmhalle am Morgen laut hören kann, hat man selbst und die Mitpatienten mehr Freude.
4. CROCS	Der ideale Trainingsschuh für alle Gelegenheiten, wo festes Schuhwerk gefordert ist.
5. EASYCLICK Stützen- und Stockhalter (Krückenmagnete)	Das Magnetsystem für Krücke und Kleidung. Hat in der Zeit ohne A3X sehr geholfen und leistet immer noch gute Dienste. (Ossenberg GmbH ca. 2x20 EUR). Wer nicht so

	viel ausgeben möchte, ein Klicksystem könnte auch ausreichen.
6. Edelstahl-Thermosflasche	Das Wasser aus dem kostenlosen Spenderautomaten bleibt kalt und süffig.
7. Eigenes Kopfkissen	Ein bisschen Zuhausegefühl!
8. Ersatzbrille	Eine Brille kann schon mal kaputt gehen, oder wie gerade eben unter das Bett fallen. Gleich kommt meine Frau und kann sie hervorholen. Hüfte darf sich nicht bücken.
9. Fahrradhandschuhe	Für mich geben sie einen besseren Griff an den Krücken und ich schone meine zarten Hände.
10. Flaschenöffner	Meine Frau hat mir immer ein gekühltes alkoholfreies Bier mitgebracht. Geht damit leichter auf.
11. Ganzkörperscherung	Ich empfehle eine elektrische Haarentfernung vor dem Krankenhausaufenthalt. An der Brust halten die EKG-Elektroden besser und die Katzenwäsche in den 14 Tagen nach der OP ist auch leichter.

12. Greifzange/Kralle	Man bekommt durch das Sanitätshaus eine nette Kassenenkralle. Ich habe für mich quasi das Schweizer Messer unter den Krallen entdeckt: Abknickbar, Magnet an der Spitze, Schuhanzieher am Griff (bei Amazon: Jellas 2 Stück Faltbare Greifer mit Schuhlöffel Preis ca. 20EUR)
13. Großer Zahnputzbecher	Je größer, desto besser! Ich hatte meinen Halbliterbecher vom Tote-Hosen-Konzert. Kann super zum Haare waschen verwendet werden.
14. Haken mit Saugnapf	Es mangelt an Aufhängemöglichkeiten. Als Doppelhüfte sind Bügel unpraktisch.
15. Haltegriff mit Saugnäpfen	Vorsorge für Zuhause in der Dusche
16. Hosenträger	Die beste Variante, wenn man die Hosen allein anziehen muss.
17. Kaffee & Tasse	Hatte ich persönlich nicht mit. Aber viele Patienten brühen sich ihren Kaffee

	selbst.
18. Keilkissen für Stühle	Eine gute Sitzerhöhung und Aufstehhilfe, wenn man wieder mobiler ist. Ich habe es bei allen Ausflügen und Restaurantbesuchen mitgenommen. Wird auch ein Begleiter in nächster Zeit auf Dienstreisen. (bei Amazon: bonmedico Aufstehkissen aus innovativem Schaumstoff, Preis ca. 40 EUR)
19. Klebeband	Es geht immer mal etwas kaputt oder muss geklebt werden. Ich habe damit meinen Notrufknopf vor unbefugter Nutzung gesichert.
20. kleine Umhängetasche	Wenn man nicht wie ein Känguru mit dem Jutebeutel vor dem Bauch rumlaufen möchte ...
21. Kopfhörer mit Geräuschunterdrückung	Kleiner Luxus. Bei Anwendungen mit mehreren Patienten im Raum konnte ich damit hervorragend abschalten und entspannen.

22. Krücken	Das „Kassenmodell" hat sehr harte und unergonomische Griffe. Eine Stufe besser sind Modelle mit anatomischen Griffen. Habe ich! Hätte ich früher um diese Problematik gewusst, würde ich mich für sportliche Carbon-Krücken entscheiden, da diese zwölf Wochen ständiger Begleiter sind. Luxus!
23. kurzärmeliger Bademantel	Ich habe keine kurzärmeligen Baumwollbademäntel im Internet gefunden. In einen mit langen Ärmeln zu schlüpfen ist eine kleine Quälerei. Beim nächsten Mal würde ich mir die langen Ärmel in einer Änderungsschneiderei entfernen lassen. Sieht zwar komisch aus, ist aber für eine Doppelkrücke unendlich praktisch.
24. Matratze für die Couch	Ich glaube, mit meiner 30 cm hohen Couch würde ich die nächsten Wochen keine Freude haben. Deshalb habe ich mir für meine Seite eine passende Ma-

	tratze zur Erhöhung bestellt.
25. mehrere Stifte	Ich lasse einfach gern mal Kugelschreiber liegen. Aber auch Therapeuten vergessen ihre manchmal. Habe sie dann als kleines Präsent überreicht.
26. Multifunktionstaschenmesser	Bevor man Messer, Gabel und Schere mitnimmt ... Es gibt aber viele Situationen, in denen so ein Messer mit Schere und diversen anderen Hilfsmitteln sehr nützlich ist.
27. Packung dicke Feuchttücher	Ideal im Krankenhaus für die Katzenwäsche zwischendurch. Auch nach dem Stuhlgang ideal. (Hinweis: nicht in der Toilette entsorgen!)
28. PacSafe	Ich zitiere hier der Einfachheit halber der Beschreibung von Amazon: pacsafe Travelsafe 12L GII Portable Safe – Das Reisezubehör mit Schlitzschutz In der pacsafe Travelsafe 12L GII Portable Safe kommen all Ihre Wertsachen sicher unter! Preis ca.

	65 EUR. So konnte ich im Krankenhaus und der Reha meine Wertsachen und elektronischen Geräte bei Abwesenheit verstauen.
29. Papierwaschlappen	Für die Katzenwäsche im Krankenhaus und die ersten Tage in der Reha. Stoffwaschlappen müffeln sehr schnell!
30. Pffeffis	Für guten Atem und gegen das Hungergefühl.
31. Plastiktüte	Für die ersten Male beim Einsteigen in das Auto auf den Beifahrersitz legen. Erleichtert ungemein das Einsteigen.
32. Rückengurt	Pädagogisch wertvoll. Hat mir bei der Entwicklung zum aufrechten Gang sehr geholfen. (Amazon: Der Modetro-Sports-Haltungstrainer ist schnell und einfach wie ein Rucksack anzuziehen. Der Geradehalter trainiert schwache Rückenmuskulatur, dehnt verkürzte Bänder in Schulter und Nacken. Das wirkt nachhaltig.

	Preis ca. 20 EUR)
33. Rucksack	Weniger Gepäck ist mehr und man hat die Hände frei.
34. rutschfeste Badelatschen	Für die Dusche und das Training in der Schwimmhalle.
35. Schokolade! Lindtkugeln!	Kleine Aufmerksamkeiten erhalten die Freundschaft.
36. Seidenmorgenmantel	Es muss nicht Seide sein, sondern ein Morgenmantel aus dünnem Stoff. Ideal im Krankenhaus, wenn man das Zimmer verlässt.
37. Seife	Ist im Badezimmer von Krankenhaus und Reha bei mir nicht da gewesen.
38. Sekundenkleber	Es geht immer mal etwas kaputt. Ich musste beispielsweise einen Magneten vom easy-Klicksystem neu fixieren.
39. Spezielle Medikamente	In der Reha sind nicht alle Medikamente vorrätig und müssen teilweise bestellt werden. So ist man der ersten Tage auf der sicheren Seite.
40. Strick	Wäre für meine Aufhängevorrichtung vom iPad am Bettgalgen ideal gewesen.

	Gibt sicher auch noch andere nützliche Verwendungsmöglichkeiten.
41. Telefon mit Videofunktion	Ich habe mich bei vielen Trainings von den Therapeuten filmen lassen, um meine Fehler selbst zu analysieren. Auch ist ein Rückblick auf die Anfänge schön.
42. Toilettensitzerhöhung	Sollte man schon im Krankenhaus oder Reha für zu Hause bestellen.
43. Verteilersteckdose	Steckdosen in Bettnähe sind im Krankenhaus und der Reha Mangelware. Wer mehrere Ladekabel wie ich dabei hat, braucht es einfach.